Gottlieb Ebel
Gesundheit aus der Bienen-Apotheke

*Gottlieb Ebel,* geboren 1922 in ländlicher Region in der Nähe von Kassel, wuchs dort auf und lebt auch heute noch in dieser Gegend. Seine beiden Großväter, ein Landwirt und ein Handwerker, waren Imker, und mit 18 Jahren hatte der Autor bereits eigene Bienenvölker. Seine berufliche Laufbahn führte ihn im weiteren Sinne zum Gesundheitswesen ebenso wie zu einer Tätigkeit bei den Medien; Mittelpunkt seiner Arbeit blieb jedoch stets das imkerliche und naturheilkundliche Wirken.

Gottlieb Ebel

# Gesundheit aus der Bienen-Apotheke

Bienenprodukte –
ihre natürliche Vitalkraft
und Heilwirkung

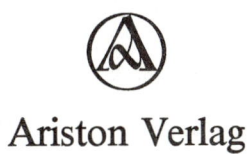

Ariston Verlag

Die Deutsche Bibliothek – CIP-Einheitsaufnahme

EBEL, GOTTLIEB:
Gesundheit aus der Bienen-Apotheke : Bienenprodukte – ihre natürliche Vitalität und Heilwirkung / Gottlieb Ebel. – 4. Aufl. – Kreuzlingen ; München : Ariston Verlag, 1997
1. Aufl. u. d. T.: Ebel, Gottlieb: Bienensegen
ISBN 3-7205-1796-9

Gestaltung des Einbandes:
Atelier Höpfner-Thoma, GraphicDesign BDG, München

Gesamtherstellung: Ueberreuter Print

Vierte Auflage Januar 1997

ISBN 3-7205-1796-9

# Inhalt

DRITTER TEIL

Beschwerden und Erkrankungen
(alphabetisch geordnet):
Behandlung mit Bienenerzeugnissen und

VIERTER TEIL

*Dieses Buch widme ich
meiner lieben Frau Margret.
Ohne ihre Hilfe hätte ich
meine erfolgreiche Imkerei
nicht aufzubauen vermocht.*

 *Bitte achten Sie in diesem Buch auf das nebenstehende Zeichen. Es markiert Rezepte und Behandlungshinweise.*

# Vorwort

Meine erste Beschäftigung mit den Bienen fällt mit meinem achten Lebensjahr zusammen. Mein Großvater mütterlicherseits war Landwirt, mein Großvater väterlicherseits Schneidermeister. Beide hatten in ihren Gärten kleine Bienenstände von acht bis zehn Völkern, um ihre Familien und andere Honigliebhaber aus dem Dorf mit Honig zu versorgen. Honig war früher ein so wertvolles Nahrungsmittel, daß er nur zu besonderen Anlässen gegessen wurde, ebenso wenn man einem Gast etwas Gutes tun oder eine Erkrankung behandeln wollte.

Ich erinnere mich noch gut an meine Kinderzeit, als ich die ersten Bienenstiche ertragen mußte, aber auch, als ich zum erstenmal bewußt frisch geschleuderten Honig aß. Seit damals gehört Honig zu den Lebensmitteln, die ich täglich zu mir nehme.

Mit achtzehn Jahren besaß ich dann meine ersten eigenen Bienenvölker. Die Bienenkästen oder Bienenbeuten, wie sie der Imker nennt, hatte ich mir selbst gebaut. Die erste Honigernte von meinen Völkern bedeutete natürlich ein großes Erfolgserlebnis für mich. Leider wurde ich dann – im Zweiten Weltkrieg – auch bald eingezogen.

Mein Vater hatte bedauerlicherweise zu Bienen keine

besondere Beziehung. Als ich nach dem Kriegsende
nach Hause zurückkehrte, fand ich meine Bienenvölker
nicht mehr vor. Mein Vater hatte sie verkauft. Erst im
Jahr 1960 – bis dahin hatten berufliche Pflichten Vor-
rang gehabt – entschloß ich mich, wieder mit der Imkerei zu beginnen.

Der Aufbau einer Imkerei muß langsam erfolgen. Ein
Bienenhaus mit acht oder zehn Völkern bereitet kaum
Schwierigkeiten, aber eine Imkerei mit achtzig bis hundert Völkern ist nicht so leicht zu führen und zu erhalten. Man muß Honigabsatz, Außenstände, Fahrzeuge,
Lagerräume, Schleuderraum, Werkstatt und ähnliches
mehr bedenken und überlegen, wie sich eine Imkerei erfolgreich gestalten läßt. Denn sie ist mit finanziellem
Einsatz verbunden, und der Honigverkauf deckt gerade
die laufenden Kosten. Nun habe ich das Glück, in einer
Gegend mit einem relativ guten Trachtangebot zu woh-
nen. Reichlicher Obstanbau und viel Wald sorgen dafür,
daß es den Bienen nicht an Rohstoffen mangelt, um den
hervorragenden Blüten- und Waldhonig zu liefern, für
den ich schon viele Auszeichnungen erhielt.

Trotz der vielen Jahre, in denen ich mich mit den
Bienen beschäftigt habe, bin ich noch nicht an das Ende
meiner imkerlichen Lehrjahre gelangt, und mit jedem
Jahr wächst meine Achtung und Bewunderung für diese
Lebewesen. Der Imker hört nie auf, von seinen Bienen
zu lernen. Sie geben ihm ein Beispiel für Fleiß, Ord-
nung, Sauberkeit, Ausdauer, Rücksicht, Treue, Kame-
radschaft, Fürsorge und vieles mehr. Deshalb ist es mir
auch ein Anliegen, die Kenntnis davon weiterzugeben.

An einigen Sparkassen sieht man einen Bienenkorb
als Sinnbild der Sparsamkeit: Die Biene sammelt und

legt Vorräte für den Winter an, den sie selbst meist nicht erlebt. Sie sammelt nicht für sich allein, sie sammelt für die *Familie,* das Bienenvolk.

Die Biene erzieht den Menschen, den Imker, zu Selbstbeherrschung. Bei nervösem, hastigem und grobem Zupacken reagiert sie mit ihrem Stachel. Es bedarf also eines ruhigen, vorsichtigen und schonenden Umgangs mit Bienen. Der Imker lernt, planvoll zu handeln. Dennoch geht es nicht ohne Stiche ab, aber er gewöhnt sich daran, sie zu ertragen.

Und wenn der Imker mit seiner Erfahrung und seinem Wissen über die Bienen und ihre Produkte anderen Menschen helfen kann, ist dies ein berechtigter Grund zu Stolz und Freude. Deshalb schreibe ich dieses Buch.

Meine in vielen Jahren praktischer Erprobung gesammelten heilkundlichen Erfahrungen mit den Kostbarkeiten, die uns die Biene schenkt, möchte ich aus imkerlicher und naturmedizinischer Sicht allen Menschen zugänglich machen, die auf die Heilkräfte der Natur vertrauen. Hilfe für den Menschen – vor allem bei Erkrankungen – läßt sich in der Medizin auf zweierlei Weise suchen und finden.

Die Schulmedizin ist der eine, die Erfahrungsmedizin vieler Jahrhunderte der andere Weg zur Heilung von Krankheiten. Der erste Weg ist anerkannt und wichtig, aber ich versuche als Imker darauf hinzuweisen, daß auch der zweite unverzichtbar ist. Nicht zuletzt dieser Gedanke hatte Frau DR. VERONICA CARSTENS als Ärztin wohl bewogen, gemeinsam mit ihrem Mann, dem ehemaligen deutschen Bundespräsidenten Professor DR. KARL CARSTENS, die Fördergemeinschaft für Erfahrungsheilkunde, *Natur und Medizin,* zu gründen.

Es ist der Schulmedizin zu verdanken, daß man heute nicht mehr an Blinddarmentzündung, Knochenbrüchen, Magendruchbruch oder Seuchen sterben muß. Aber chronische Leiden, Schlaganfall, Herzinfarkt, Erkrankungen der Lunge und der Atemwege, der Blase und Niere, rheumatische Krankheiten, Krebs und Leberleiden, um einige herauszugreifen, können häufig nur in Verbindung mit der Erfahrungsmedizin besiegt werden. Daher sollte man dort, wo die etablierte Medizin an ihre Grenzen stößt, die alternative, die sogenannte *sanfte Medizin* zum Einsatz bringen.

Um die Jahrhundertwende hielten akute und chronische Erkrankungen einander noch die Waage. Schon um 1960 erfolgte ein Anstieg der chronischen Krankheiten auf über achtzig Prozent. Die Schulmedizin kann zwar im akuten Stadium helfen, ist aber vielfach nicht in der Lage, die Ursachen zu beeinflussen. Hier sollte man die Natur- und Erfahrungsmedizin heranziehen. Mit ihrer Hilfe sollten die Selbstheilungskräfte, gestärkt durch die körpereigene Abwehr, aufgebaut werden. Ob dies über die Heilwerte der Bienenerzeugnisse geschieht oder über die Heilkräuter der Naturapotheke, ist nicht wesentlich, nur der Heilerfolg zählt. Und für diesen stehen die Chancen ganz besonders günstig, wenn Bienenprodukte und Heilpflanzen in kombinierten Rezepturen zur Anwendung kommen. Solche Kombinationen stelle ich Ihnen in meinem Buch zum Teil erstmalig vor.

Eine Grundvoraussetzung für diesen Heilerfolg – und für die Gesundheit allgemein – ist aber auch, alles zu meiden, was Krankheit zur Folge haben kann, wie beispielsweise unverträgliche chemische Zusätze in Lebensmitteln und ähnliches. Das gilt ganz besonders für all jenes, das im eigenen Ermessen steht, wie Nikotin-, Alkohol- oder gar Drogenkonsum. Bedenken Sie auch, daß Streß und seelische Belastungen Gift für Ihre Gesundheit sind!

Unzählige Wissenschaftler haben ihr Leben der Erforschung der funktionellen Abläufe bei Mensch, Tier und Pflanze gewidmet, um Zusammenhänge zu erhellen, deren Kenntnisse den Menschen Hilfe bringen. Diesen Wissenschaftlern sollte viel mehr Aufmerksamkeit und Dank zuteil werden. Ich möchte diesen Dank hier aussprechen, denn ohne sie wäre es mir nicht möglich gewesen, dieses Buch zu verfassen, dessen Thema die Biene und ihre Produkte ist und das manchen Hinweis auf Heilkräuter mit einschließt.

Ich habe von vielen Wissenschaftlern – aus der Lektüre ihrer Bücher (die ich im Literaturverzeichnis nenne) – gelernt, und nur auf diese Forschungsergebnisse und dieses Wissen konnte ich meine eigenen imkerlichen und naturheilkundlichen Erfahrungen und Erkenntnisse aufbauen, die ich Ihnen hier weitergebe. Ich tue dies in der Hoffnung, Ihnen praktikable Gesundheitshilfe zu vermitteln.

So stehe ich mit Hochachtung und Bewunderung vor diesem faszinierenden Lebewesen: der Honigbiene.

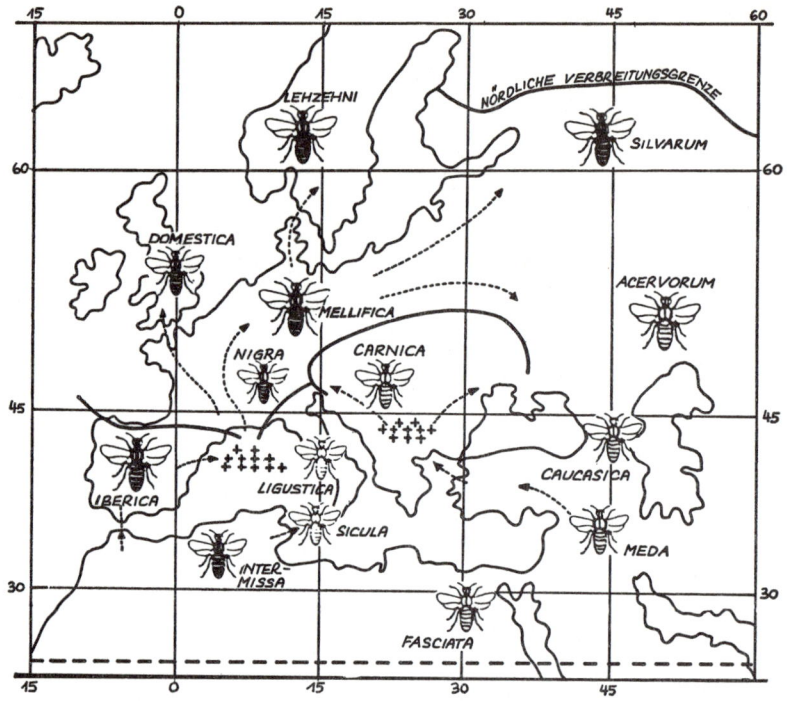

*Die Ausbreitung der natürlichen Bienenrassen der
Apis mellifica in Europa und im Mittelmeerraum*

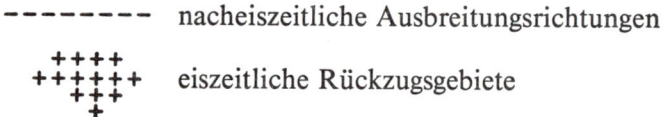  nacheiszeitliche Ausbreitungsrichtungen

eiszeitliche Rückzugsgebiete

Die Wiederbesiedelung Europas mit Bienen nach der Eiszeit
erfolgte mit dem gleichzeitigen Vordringen der Bewaldung.

# Erster Teil

# Die Biene und ihre Erzeugnisse

## Kurzer historischer Rückblick

Vor etwa 200 Millionen Jahren begannen sich die Pflanzen zu entwickeln, ein großer Teil von ihnen zu einer bedecktsamigen zweigeschlechtlichen Lebensform. Solche Pflanzen benötigen einen Helfer, der den männlichen Samen vom männlichen Teil der Blüte auf ihren weiblichen Teil überträgt, damit Befruchtung und Fortpflanzung stattfinden können. Bei vielen Pflanzen ist eine Bestäubung durch den Wind möglich, aber nicht bei allen; und so schuf die Natur für eine Symbiose mit den zweigeschlechtlichen Pflanzen die blütenbesuchenden Insekten.

Die Vorfahren unserer heutigen Bienen durchliefen ebenfalls eine Evolution. Bis sie ihre jetzige Form gefunden hatten, vergingen mehrere Millionen Jahre. Das Vorkommen sozial lebender und blütenbesuchender Apiden (lateinisch *apis* = Biene) läßt sich aufgrund von Bernsteineinschlüssen bis etwa 40 Millionen Jahre, durch Versteinerungen bis in das frühe Tertiär (etwa sechs Millionen Jahre vor unserer Zeit) zurückverfolgen.

Über den tatsächlichen Beginn ihres Auftretens gehen die Meinungen innerhalb der Wissenschaft sehr auseinander. Für manche Forscher reicht er 30 bis 35, für andere bis zu 70 Millionen Jahre zurück. Die Anfänge der Menschheit sollen dagegen nur um eine bis zwei Millionen Jahre zurückliegen.

Die Abstammung unserer heutigen echten Honigbiene, *Apis mellifica* – CARL VON LINNÉ (1707–1778), der die Gattungs- und Artnamen für Tiere und Pflanzen einführte, ersetzte seine frühere Artbezeichnung *mellifera* (Honigträgerin) wenige Jahre später selbst durch *mellifica* (Honigbereiterin) –, ist nicht eindeutig geklärt. Als deren ursprüngliches Herkunftsgebiet wird nach neueren Forschungen Nordafrika angenommen. Das besondere Kennzeichen der Honigbiene ist ihre Lebensweise in großen sozialen Lebensgemeinschaften. Wir Imker nennen eine solche Gemeinschaft Bienen*volk*.

Je nach der Beschaffenheit des Lebensraums entstanden verschiedene Bienenarten oder Rassen mit unterschiedlichen Vorlieben für die Nestgestaltung. Manche bevorzugen den Einwabenbau, manche den Mehrwabenbau, wir finden sie in Hohlräumen von Felsen oder Bäumen, an Waben, die sie von Ästen herabhängend bauten, und in Baumwipfeln. Im folgenden möchte ich mich auf den europäischen Rassenkreis beschränken und die ihm zugehörigen Bienenrassen näher beschreiben.

Die natürlichen europäischen Rassen von *Apis mellifica* entfalteten sich in den Gebieten um das Mittelmeer und das Schwarze Meer. Durch Vereisungperioden (Eiszeiten) in Mittel- und Nordeuropa war die Biene immer wieder gezwungen, sich in ihre Ursprungsländer beziehungsweise in eisfreie Regionen zurückzuziehen. Denn wie ihre Nahrungslieferanten, die Pflanzen, hatten sie nur die Wahl, zu bleiben – und auszusterben – oder auszuweichen. Warmzeiten lösten die Vereisungsperioden ab, das Eis ging zurück und ermöglichte die Wiederkehr früherer und die Einwanderung neuer Pflanzenarten, die Bienen Nahrung bieten konnten. So bildeten sich während der letzten Eiszeit in den eisfreien Gebieten Europas drei Bienenrassen heraus:

1. Die *Deutsche Biene (Apis mellifica mellifica),* auch Nordrasse (N-Biene) oder Dunkle Biene genannt, zog von Marokko über Spanien nach Norden ein und besiedelte nach der Eiszeit den mittel- und nordeuropäischen Raum, auch den Norden der UdSSR bis zum Ural. Wie der Name *Dunkle Biene* schon ausdrückt, weist sie eine dunkle Färbung auf. Auf der Wabe legt sie ein eher unruhiges Verhalten an den Tag, und sie ist verhältnismäßig stechfreudig. Für die Waldtracht und vor allem für die Nutzung des skandinavischen Heideangebots ist sie gut geeignet.

2. Die *Italiener-Biene* (I-Biene, *Apis mellifica ligustica*) oder Gelbe Biene gelangte von Tunesien über Sizilien in den italienischen Raum und ist an ein mildes, sonniges Klima gewöhnt. Härtere Winter schwächen den Bestand eines Volkes sehr und machen es gegenüber Krankheiten anfälliger. Die Italiener-Biene ist allgemein ruhig, friedfertig und mehr auf Blüten- als auf Waldtracht spezialisiert. Ihr heutiges, durch den Menschen erweitertes Verbreitungsgebiet reicht bis in die USA. Ihr ähnelt die Kärntner Biene.

3. Die *Kärntner Biene* (K-Biene, *Apis mellifica carnica*), auch als Krainer Biene oder Graue Biene bezeichnet,

stammt aus Südosteuropa. Über die Türkei erreichte sie nach der Eiszeit Bulgarien, Rumänien, Ungarn, Jugoslawien und den Südosten Österreichs. Wie die Italiener-Biene ist die *Carnica* kälteempfindlich und bedarf erhöhter Pflege, besitzt außer ihrer Schwarmlust jedoch viele vorteilhafte Eigenschaften. Sie gilt als sanftmütig und wabenstetig und zeigt im Frühjahr eine eifrige Bruttätigkeit. Deshalb hat sie sich als Sammlerin an Frühjahrsblühern besser bewährt als die zu dieser Jahreszeit weniger entwicklungsfreudige Deutsche Biene. Aufgrund ihrer Vorzüge erfreut sich die Kärntner Biene in Regionen mit überwiegender Frühtracht in der Zucht immer größerer Beliebtheit. Sie ist die bei uns derzeit verbreitetste Rasse.

Weitere Rassen,wie die langrüsselige, aber kälteempfindliche *Kaukasische Biene (Apis mellifica caucasica)* und die *Uralbiene (Apis mellifica silvarum),* das Bindeglied zu den Rassen des asiatischen Teils der UdSSR, besitzen für den europäischen Raum keine imkerliche Bedeutung.

## Mensch und Biene

Vor der Erfindung des Ackerbaus ernährte sich der Mensch von dem, was die Natur ihm täglich bot. So entdeckte er auf seiner Suche nach Nahrung schon früh den Honig und lernte seine Eigenschaften schätzen. Ein steinzeitliches Dokument, die Felsmalerei in den Cuevas de la Araña bei Bicorp in der Landschaft Valencia (Spanien) belegt die damalige Nutzung. Das Alter der Zeichnung, auf der eine Frau an einem Seil hochklettert, um ein Bienennest auszuheben, wird mit etwa zwölftausend Jahren angegeben.

Viele alte Kulturvölker wußten um den Wert und die Heilkraft des Honigs und begannen, die Biene als Haustier zu halten. Die Ägypter kannten die Bienenzucht bereits vor fünftausend Jahren. Sie hielten die Bienen in Tonröhren, mit denen sie zu Wasser oder zu Land von einem Trachtgebiet zum nächsten wanderten, um den Honigertrag zu steigern. Der Honig diente ihnen als Wegzehrung und Kampfnahrung, und mit Propolis konservierten sie ihre Toten. Die Verehrung und der Stellenwert, den sie der Biene beimaßen, drückt sich auch darin aus, daß die Hieroglyphe für König eine Biene darstellte.

Die Hethiter, im zweiten Jahrtausend vor Christus nach Kleinasien eingewandert, widmeten sich ebenfalls der Bienenzucht.

In alter Zeit verbanden sich mit dem Honig häufig kultische Handlungen, Honig und Bienenzucht standen im Dienst der Religion. Bekannt ist dies unter anderem von den Indern, bei denen man noch heute an einem Honigbehältnis nur links vorbeigehen darf, und von den Griechen, die die Biene in ihre Mythologie eingehen ließen. Die Bienen waren Demeter, der Göttin des Ackerbaus und der Feldfrucht, zugeordnet, und die Priesterinnen Demeters wurden *melissai* (Bienen) genannt.

Eine starke kultische Beziehung besaß auch das Konservieren der Toten in Honig, wie es von den Assyrern überliefert ist. Die sonst so karg lebenden Spartaner wollten die Leichname ihrer verstorbenen Könige ebenfalls in Honig erhalten wissen.

Von den Griechen übernahmen die Römer die Kenntnis von den Bienen und ihrem süßen Produkt, dem Ho-

nig. Wie die Slawen und die Germanen betrieben sie
neben der Bienenhaltung bereits einen ausgedehnten
Honighandel. Die Germanen kannten den Honig und
seine Nutzung schon vor den Römern. Ein dreitausend
Jahre altes Gefäß mit Metspuren im Grab des Mäd-
chens von Egtved bei Hadersleben belegt dies. Neben
der Waldbienenwirtschaft nahmen sich die Germanen
früh der Bienenzucht an und begannen, die Bienen in
Körben zu halten. Dennoch blieb die Waldbienenwirtschaft ein wichtiger Nebenerwerbszweig, der bis in das
17. Jahrhundert gepflegt wurde. Im 15. und 16. Jahrhundert erlebte diese sogenannte *Zeidlerei* ihre Blütezeit, um dann im 17. und 18. Jahrhundert aber allmählich aufgegeben zu werden. In den baltischen Gebieten
betrieb man sie noch bis zum Anfang unseres Jahrhunderts, schließlich verschwand sie auch dort.

Als die Menschen in früherer Zeit den Honig entdeck-
ten und genossen, erfuhren sie sicherlich bald, daß er einen günstigen Einfluß auf den Organismus ausübt. So
war es naheliegend, ihn auch bei der Behandlung verschiedener Leiden zu erproben. Von magischen Bespre-
chungen begleitet, diente er Sumerern, Babyloniern,
Ägyptern und Chinesen schon vor unserer Zeitrechnung
zu Heilzwekken. Die Ägypter nahmen ihn zum Beispiel
als Kräftigungsmittel ein, legten ihn, mit anderen Zutaten vermischt, auf Wunden, setzten ihn als abführendes
Mittel und bei Magenleiden ein.

Der Begründer der Erfahrungsheilkunde, HIPPOKRATES
(460 bis 370 v. Chr.), zog den Honig bei vielen Erkrankungen anderen Heilmitteln vor. Er verordnete ihn bei
Fieber, zur Wundheilung und in der Diätetik.

Der neben ihm berühmteste Arzt der Antike, CLAU-

DIUS GALENUS (129 bis 199 n. Chr.), erachtete den Honig ebenfalls als wertvoll und gab ihn zur Stärkung, als abführendes Mittel und vor allem bei Atemwegserkrankungen.

Bis zum Mittelalter und darüber hinaus behielt der Honig einen hohen Rang in der Medizin als Erfahrungswissenschaft, bis er ihn nach PARACELSUS (Theophrastus Bombastus von Hohenheim, 1493 bis 1541) allmählich einbüßte. In der sogenannten *Volksmedizin* behielt er ihn bei, blieb aber auch bei vielen Ärzten und Pharmakologen weiterhin geschätzt.

Aufgrund der Untersuchungen seiner Inhaltsstoffe und experimenteller Forschungen nimmt das Interesse am Honig und an den übrigen Bienenerzeugnissen in unseren Tagen wieder zu. Die Erfolge bei der Behandlung von Erkrankungen der Atemwege, des Herzens, bei Asthma oder rheumatischen Leiden – um nur einige zu nennen – bedeuten einen Ansporn, sich intensiver mit den natürlichen und heilkräftigen Produkten der Biene zu beschäftigen.

Früher wurden die Bienen aber nicht nur geachtet und ihre Erzeugnisse in Ehren gehalten, auch sie selbst kamen, so wird berichtet, einmal zum Schutz der Bevölkerung aktiv zum Einsatz. Als 1643 Schweden die Stadt Kissingen plündern und verwüsten wollten, warfen die Bürger der Stadt in letzter Not ihre zahlreich vorhandenen Bienenkörbe von den Stadtmauern auf die anstürmenden Feinde hinab. Die Bienen taten das Ihre, die Angreifer in die Flucht zu schlagen.

Hier wurde die Biene, wenn auch eher unfreiwillig, zum Beschützer des Menschen, doch umgekehrt ist dies trotz aller Pflege in der Imkerei nicht immer der Fall.

Seit Beginn der Industrialisierung hat sie – heute verstärkt – unter den Auswirkungen vermehrter Schadstoffe in der Luft und unter der Verwendung von Spritzmitteln in der Landwirtschaft zu leiden. So verklagte ein Imker, dessen Stöcke in der Nähe eines Hüttenwerks standen, diese Hütte, weil er durch die belastete Luft etliche Bienenvölker verloren hatte. Einen weiteren Streitfall, bei dem die Wortwahl des Rechtsentscheids im ersten Augenblick zum Schmunzeln verleiten mag, der zugleich aber nachdenklich stimmt, erwähnt FRANZ LERNER. Die Bienen eines kalifornischen Imkers kamen um, weil sie Kirschblüten angeflogen hatten, die mit einem giftigen Schädlingsbekämpfungsmittel besprüht waren. Der Imker verklagte den Plantagenbesitzer und erhielt schließlich in zweiter Instanz recht. Denn die Bienen seien als *Geschäftsreisende* zu betrachten, die Blüten besuchen, und Besucher zu vergiften, das sei verboten …

Der Nützlichkeit dieser fleißigen Insekten wird man sich heute wieder mehr bewußt: Die Blüten der Wildflora und der landwirtschaftlichen Nutzpflanzen werden hauptsächlich durch Bienen bestäubt. Im Vergleich zu den übrigen blütenbestäubenden Insekten beträgt ihr Anteil mindestens fünfundsiebzig Prozent. Allerdings darf man nicht vergessen, daß viele andere Insektenarten, die Blüten besuchen, der modernen Schädlingsbekämpfung zum Opfer fielen. Die von der Insektenbestäubung abhängigen Blütenpflanzen sind also hauptsächlich auf die Biene angewiesen. Als Folge davon wäre ohne die Biene ein Teil unserer Nahrungsmittel in Frage gestellt.

Wenn der Mensch von ihr zu lernen und aus der Zusammensetzung ihrer Erzeugnisse zu lesen versteht, vermag ihm die Biene vielleicht noch in weiterer Hinsicht große Dienste zu erweisen. Eine Andeutung davon gibt die von dem amerikanischen Professor HARRY WARREN entdeckte Möglichkeit, aus der Menge bestimmter Spurenelemente im Pollen Rückschlüsse auf die geologische Beschaffenheit des Sammelorts zu ziehen. Ein besonders hoher Anteil eines Elements (zum Beispiel Kupfer) könnte dann ein Hinweis auf ein verhältnismäßig reiches Vorkommen sein.

Nach ENOCH ZANDER und KARL BÖTTCHER wäre die Biene ohne die Pflege durch den Menschen schon in vielen Ländern ausgestorben. Heute bedarf es jedoch seiner erhöhten Einsicht und Aufmerksamkeit, damit er ihr Leben und Überleben nicht auf anderem Weg wieder bedroht.

## Das Kleinklima auf dem Bienenstand

Bienen brauchen einen warmen und zugfreien Standort, und jeder, der sich an einem sonnigen Sommertag an einem Bienenstand aufhält, wird erfahren, wie angenehm die Luft dort ist: frisch und voll vom Aroma der Blüten, vom Duft nach Honig, Wachs und Propolis. Gewöhnen Sie sich doch der Luft gegenüber die gleiche Einstellung an wie zu Ihrer Ernährung!

Die Sonne übt ebenfalls großen Einfluß auf den menschlichen Organismus aus und aktiviert seine Widerstandskraft gegen verschiedene Krankheiten. Durch die günstige Wirkung von Sonne und frischer Luft verbessert sich das Allgemeinbefinden des Menschen erheblich. Vor allem Großstädter, die aufgrund der Luftverschmutzung häufig an Erkrankungen der Atemwege leiden (doppelt sooft wie Menschen, die in einer Umgebung mit einigermaßen reiner Luft leben), ziehen daraus Nutzen.

Dazu kommt die angenehme Empfindung eines Wohlgeruchs, der die Sinne belebt und sich so auch positiv auf die Psyche des Menschen auswirkt. Denn es ist seit langem bekannt, daß angenehme, freudige Eindrücke und Lebensgefühle die Lebensenergie des Menschen steigern.

## Der Lebenslauf einer Sommerbiene

Die Bienenkönigin legt mit männlichem Sperma befruchtete Eier in die Wabenzellen. Bei einer Stocktemperatur von 35 Grad Celsius schlüpft aus jedem Ei eine Made. Vom vierten bis zum sechsten Tag wird diese Rundmade mit Futtersaft aus den Drüsen der Pflegebienen versorgt. Vom sechsten bis zum achten Tag wird die ältere Rundmade dann mit einem Gemisch aus Pollen und Honig gefüttert. Die Made streckt sich am neunten Tag, und die Zelle, in der sie liegt, wird verdeckelt. Vom zehnten bis zwölften Tag verwandelt sich die Streckmade in eine Nymphe, die sich am darauffolgenden Tag verpuppt, um sich zu einer fertigen Biene zu entwickeln. Diese schlüpft schließlich am 21. Tag.

Eine eben geschlüpfte Biene verbringt den ersten Teil ihres Lebens als Ammenbiene, Putz-, Bau- und Wachbiene, bis sie in der zweiten Lebenshälfte als Trachtbiene die Rohstoffe für die Honigbereitung einbringt.

Der Ablauf im einzelnen: In den ersten beiden Lebenstagen, in denen sie noch körperlich reift, putzt die

Biene sich und die Wabe, aus der sie geschlüpft ist (denn diese Wabe soll der Königin ja wieder für die Eiablage zur Verfügung stehen), und wärmt die Brut. Vom dritten Tag an füttert sie Altmaden mit Honig und Pollen. In dieser Zeit reifen ihre Futtersaftdrüsen, mit deren eiweißreichem Sekret sie die Königin und die jüngsten Maden ernährt. Dieser Pflegedienst kostet die Biene größere Energie als die späteren Arbeiten und verkürzt ihr Leben mehr als der Sammeldienst. Neben dem Ammendienst – er dauert insgesamt etwa bis zum zwölften Tag – hat sie noch den Nektar anzunehmen, den die Trachtbienen einbringen, ihn einzudicken und mit Drüsenfermenten anzureichern. Nach weiteren drei Tagen stampft die Arbeiterin den Pollen und putzt den Stock. In den folgenden sechs Tagen beteiligt sie sich am Wabenbau. Während ihr die Bewachung des Fluglochs anvertraut ist, und bereits vorher, unternimmt sie erste Ausflüge zur Orientierung. Nach einundzwanzig Tagen verläßt sie den Stock als Tracht- oder Sammelbiene, um die Blütenbestäubung durchzuführen, Nektar oder Honigtau, Pollen, Kittharz und Wasser zu bringen. Ihre Lebenskraft ist nach etwa vierzig Sammelflügen erschöpft. Sie stirbt, sehr oft auf einer Blüte, die sie nach Nektar untersucht hat.

Daß ihr Sozialleben ein besonderes Merkmal der Honigbiene ist, wurde bereits erwähnt. Als sozial lebende Tiere sind Bienen auf den ständigen Kontakt aller Individuen innerhalb des Volksganzen angewiesen. Möglichkeiten dazu bieten der Berührungs- und Erschütterungskontakt sowie der Kontakt über den Geruchs- und Geschmackssinn. Die Fühler (Antennen) am Kopf der Biene sind neben den Augen die wichtigsten Sinnesorga-

ne. Sie dienen nicht nur dem Tasten, sondern nehmen
auch Erschütterungen und über ihre Riechkegel und
Riechplatten Gerüche wahr. Austausch und Weitergabe
von Stoffen erfolgen über Zunge und Rüssel. Der Kontakt zur Brut ist durch deren aktive Versorgung mit Futtersaft beim Ammendienst immer hergestellt. Derselbe
ständige Kontakt besteht zur Königin und zwischen
Jungbienen und Drohnen. Heute wissen wir, daß es eine
ganze Reihe von sozialen Regulatoren gibt, die teils auf
Sinnesreizen beruhen, teils durch Stoffe hervorgerufen
werden, die Bienen freiwillig oder unfreiwillig untereinander austauschen. Ein erfahrener Imker muß über die
verschiedenen Mechanismen, etwa die Duftsteuerung,
Bescheid wissen, wenn er erfolgreich sein will.

## Honig

Bis zur Möglichkeit der Zuckergewinnung aus Zucker-
rohr und Zuckerrübe war der Honig das einzige natürliche Süßmittel. Durch den Massenbau der beiden zuk-
kerhaltigen Pflanzen und durch ergiebigere Zuchtformen
entstand eine Großindustrie, die dem Honig nicht zuletzt wegen des geringeren Preises starke Konkurrenz
bot. Der Zuckerverbrauch liegt in Deutschland pro Kopf
im Jahr bei 25 Kilogramm, der Honigverbrauch dagegen
nur bei einem Kilogramm.

### Die Rohstoffe des Honigs

Honig entsteht durch die Vermengung der Rohstoffe
Nektar und Honigtau mit körpereigenen Stoffen der Ho-

nigbiene. In anderen Klimazonen steht den Bienen außerdem Zuckerrohrsaft und ähnliches als Rohstoff zur Verfügung, was jedoch zu minderwertigeren Honigarten führt.

Honig ist ein naturbelassenes, leichtverdauliches Nahrungsmittel und enthält ein Gemisch aus Frucht- und Traubenzucker in einer Form, die der Körper sofort aufnehmen und als schnell wirkenden Kraftspender nutzen kann. Im wesentlichen ist Honig ein an einfachem und direkt ins Blut übergehendem Zucker reiches Nahrungsmittel, das keiner Vorverdauung bedarf – diese besorgte die Biene bereits.

*Siebröhrensaft*
Siebröhren sind säulenartig aufgebaute Gewebestrukturen aus lebenden Zellgruppen in Pflanzen, die gelöste organische Stoffe (zum Beispiel Nahrungsstoffe) zu den verschiedenen Pflanzenteilen leiten. Dieser *Saft,* der Siebröhrensaft, enthält vor allem Kohlenhydrate in Form verschiedener Zucker, die je nach Pflanzenart variieren können, dazu unter anderem Fette, Säuren, Vitamine (etwa Vitamin C), Stickstoffverbindungen und Mineralstoffe (besonders Kalium). Der Siebröhrensaft bildet die Grundlage für Nektar und Honigtau.

*Nektar*
Unter diesem Göttertrank der griechischen Sage, der ewige Jugend verlieh, versteht man biologisch gesehen jenes wäßrige, zuckerhaltige Sekret, das die Nektarien der Pflanze ausscheiden. Solche Drüsen finden sich meist in der Blütenregion einer Pflanze (= florale Nektarien) oder an anderen Pflanzenteilen, wie im Bereich der

Blätter oder am Stamm (= extraflorale Nektarien), kommen aber nicht nur bei Blütenpflanzen vor. Die süße Drüsenabsonderung Nektar dient als Lockspeise für die blütenbesuchenden Insekten, damit sie die Pflanze durch Pollenübertragung bestäuben.

Der von Nichtimkern oft gebrauchte Ausdruck »*die Bienen sammeln Honig*« ist falsch. Denn was die Biene in der Natur sammelt, ist zunächst nur das Ausgangsprodukt, aus dem sie den Honig bereitet.

Bildung und Zusammensetzung des Nektars hängen, abgesehen von der Pflanzenart, von vielen Faktoren ab. Bedeutsam sind vor allem die Boden- und Nährstoffverhältnisse – ob die Pflanze auf einem steinigen, trockenen Bergboden wächst, der nicht gedüngt wird, ob der Boden reich oder arm an Mineralien ist. Art und Wert des Nektars ändern sich auch je nach Blütengröße und Blütenstadium, Temperatur, Feuchtigkeit, Licht-, Luft- und Windverhältnissen und nach der Dauer der Sonnenbestrahlung.

Darüber hinaus gibt die Pflanze vermehrt Nektar ab, wenn er von den Insekten immer wieder abgenommen wird. Die Bienen wählen für ihren Sammelflug besonders jene Tageszeit, zu der die Nektarproduktion der Pflanzen am höchsten ist.

Die Inhaltsstoffe des Nektars entsprechen denen des Siebröhrensafts. Neben Wasser besteht Nektar also vor allem aus verschiedenen Zuckern, dazu aus Säuren, Stickstoffverbindungen, Mineralstoffen und Vitaminen. Je nach Pflanzenart besitzt er unterschiedliche Farb- und Aromastoffe, die Geschmack und Geruch des Honigs bestimmen.

## Honigtau

Honigtau wird als anfangs farbloser, klebrig-süßer Saft auf Pflanzen sichtbar. An Laub- und Nadelbäumen, die für Honigtau sammelnde Bienen vor allem in Frage kommen, findet er sich als »Nebenprodukt« verschiedener Pflanzensauger. Zu ihnen zählen einige Schild- und Blattlausarten (zum Beispiel Lachniden), die die Siebröhren der Pflanzen (Wurzeln und oberirdische Teile) mit ihrem Saugrüssel anstechen und die zucker- und eiweißhaltigen Pflanzensäfte aufsaugen. Diese werden vor der Verdauung »zerlegt«, und der Zuckerbestandteil gelangt unverdaut als Honigtau in Tröpfchenform wieder auf die Wirtspflanze. Wird er nicht von Bienen oder anderen Insekten abtransportiert, wirkt er sich auf die betroffenen Pflanzenteile schädlich aus, denn er bietet Rußtaupilzen und Grauschimmelpilzen einen idealen Nährboden.

Honigtau enthält hauptsächlich Kohlenhydrate in Form verschiedener Zuckerarten, daneben Stickstoffverbindungen, organische Säuren und Fermente der Pflanzen. Seine Bildung und Zusammensetzung hängen sehr von der Witterung und den jeweiligen pflanzensaugenden Insekten ab.

## Die im Honig enthaltenen Stoffe

Je nach der Tracht, von der er stammt, und dem Verhältnis der einzelnen Zuckeranteile kann Honig eine feste bis flüssige Konsistenz aufweisen.

Honig besitzt einen hohen Prozentsatz an Zuckern, durchschnittlich 70 bis 80 Prozent, die sich überwiegend auf *Fruchtzucker* (Fruktose oder Lävulose) und *Trau-*

*benzucker* (Glukose) aufteilen. Der Fruchtzuckeranteil ist dabei meist höher als der des Traubenzuckers. Dazu gesellen sich noch einige Zweifachzucker (wie Rohr- und Malzzucker) und Mehrfachzucker.

Geschleuderter reifer und naturbelassener Honig von einem Bienenvolk enthält:

> 3,2 Prozent Beistoffe (wie Säuren, Fermente, Vitamine und andere)
> 10,1 Prozent Mehrfachzucker
> 31,3 Prozent Traubenzucker
> 38,2 Prozent Fruchtzucker
> 17,2 Prozent Wasser.

Außerdem lassen sich im Honig *Stickstoffverbindungen* (wie Aminosäuren) und *Mineralstoffe* (Kalium, Kalzium, Natrium, Magnesium, auch Eisen, Kupfer, Mangan und andere) feststellen, deren Anteil – in Abhängigkeit von verschiedenen Faktoren – schwankt. So ist der Unterschied zwischen den Honigsorten oft beträchtlich. Blütenmischhonig enthält zum Beispiel zwei bis acht Milligramm Kalzium je hundert Gramm Honig, Waldmischhonig dagegen nur 0,5 bis 1,3 Milligramm. Der Anteil an Kalium beträgt bei Blütenmischhonig dreißig bis fünfzig Milligramm, bei Waldmischhonig etwa fünfzig bis siebzig Milligramm (liegt hier also wesentlich höher). Mit diesem kleinen Beispiel möchte ich deutlich machen, wie sehr sich schon die Mischhonige unterscheiden. Honigtauhonig ist in der Regel reicher an Mineralstoffen als Blütenhonig, daher werden sie mitunter für seine dunklere Farbe verantwortlich gemacht.

Um alle für den menschlichen Körper wichtigen Mineralstoffe im Honig zu erhalten, sollte man beim Kauf Wert auf einen *guten* Mischhonig legen.

*Fermente* aus den Drüsen der Bienen und aus dem Nektar und Pollen sorgen dafür, daß sich der Rohrzucker (Zweifachzucker) in die Einfachzucker Fruchtzucker und Traubenzucker aufspaltet. Daran ist vor allem die Saccharase (oder Invertase) beteiligt, die auch für den Reifungsprozeß des Honigs bedeutsam und sehr wärmeempfindlich ist.

*Hormone,* besonders das für unser Nervensystem wichtige Azetylcholin, *Inhibine,* die das Wachstum von Bakterien hemmen (Penizillin B und andere), *Vitamine* (wie Vitamin C) und *Aminosäuren* (die Bausteine der Eiweißstoffe) machen nur einen geringen Anteil aus. Dasselbe trifft auf die übrigen im Honig auftretenden *Säuren* (wie Apfelsäure, Buttersäure, Milchsäure) und auf die *Aromastoffe* zu. Die beiden letzten Komponenten bestimmen Geschmack und Geruch des Honigs mit und regen die Verdauung an.

Nicht zu vergessen ist auch der *Wasser*gehalt des Honigs, er läßt dessen Reife erkennen. Was die Biene an Rohstoffen in den Stock bringt, besteht noch zu drei Vierteln aus Wasser. Durch Fächeln, Umtragen und andere Einwirkungen sinkt der Wassergehalt beim reifen Honig auf ein Viertel davon.

Sammeln die Bienen überwiegend Nektar von Kulturpflanzen, so kann es vorkommen, daß damit gleichzeitig Giftstoffe von Pflanzenschutzmitteln in den Honig gelangen – sofern die Biene nicht schon vor dem Eintragen in den Stock daran starb oder von den Stockbienen deswegen entfernt wird, was zumeist der Fall ist.

## Honigsorten

Je nach dem Rohstoff, den die Biene zur Honigbereitung aufnimmt, unterscheidet man grundsätzlich zwischen *Blütenhonig* und *Honigtauhonig*. Blütenhonig entsteht durch das Sammeln und Umwandeln von Nektar, Honigtauhonig durch Eintragen und Verarbeiten der zuckerhaltigen Ausscheidungen von Pflanzensaugern auf Laub- oder Nadelbäumen. Nahm die Biene den Honigtau von Laubbäumen ab, wird ihr Produkt als *Blatthonig* bezeichnet, fand sie ihn auf Nadelbäumen (vor allem Fichten und Tannen), als *Waldhonig*.

Durch ihre verschiedenartige Herkunft sind auch Farbe und (Anteile der) Inhaltsstoffe in Honigen nicht gleich. Der hellere Blütenhonig enthält in der Regel weniger Rohrzucker als der dunklere Honigtauhonig. Dieser ist dafür reicher an Mineralstoffen (besonders Kalium).

Neben dieser allgemeinen Trennung in Blüten- und Honigtauhonig hängen Konsistenz, Zusammensetzung, Farbe und Aroma ebenso davon ab, ob der Honig überwiegend vom Nektar oder Honigtau einer oder mehrerer Pflanzen stammt.

In bezug auf Geschmack und Aroma sind die Blütenhonige eher mild – je heller und klarer die Sorte, desto milder. Das unaufdringlichste Aroma besitzt wohl der Akazienblütenhonig, aber auch Kleehonig oder Sonnenblumenhonig stehen ihm darin nicht nach. Etwas fruchtigere und aromabetonere Sorten finden sich unter manchen Vielblüten- und Wildblütenhonigen. Kräftigere Sorten mit etwas strengerem Geschmack und Aroma wären etwa Heidehonig oder Kastanienhonig.

Honigtauhonige, vor allem der dunkle Waldhonig aus Gebirgsregionen, zeichnen sich gegenüber Blütenhonigen durch ein kräftigeres und würzigeres Aroma aus.

Eine weitere Möglichkeit, Honige zu unterscheiden, besteht in ihrer Einteilung nach den Erntemethoden, zum Beispiel Preßhonig, Schleuderhonig und Scheibenhonig. Darauf sei hier jedoch nicht näher eingegangen.

Honig ist eine Spitzenleistung der Natur, und es erstaunt immer wieder, daß Insekten wie die Bienen in der Lage sind, ein so wertvolles (und schmackhaftes) Produkt herzustellen.

Wie viele Kilometer müssen sie zurücklegen und wie viele Blüten müssen sie besuchen, um die Menge an Honig zu bereiten, die der Mensch schließlich als Heil- und Nahrungsmittel verwendet! Für hundert Gramm Honig muß eine Biene etwa eine Million nektarspendender Blüten anfliegen.

Alles, was die Natur in bemerkenswerter Vielfalt an ernährungsphysiologischem Wert zusammengesetzt hat, ist in diesem hochwertigen Lebensmittel *Honig* vorhanden und kommt dem Menschen nach der Verdauung und Auflösung im Organismus zugute. Der Honig enthält Stoffe, die die sonstige Ernährung in idealer Weise ergänzen. Sie besitzen spezielle biologische Eigenschaften, die auf die Organfunktionen und den Stoffwechsel des Menschen einen positiven Einfluß ausüben

Der volle Nährwert des Honigs bleibt jedoch nur dann erhalten, wenn seine Inhaltsstoffe dem Körper in naturbelassener Form zur Verfügung stehen. Im Honig wurden etwa 180 (!) Stoffe gefunden, deren biologische Wirkung auf den Menschen noch nicht vollständig erforscht ist.

## Pollen

Beim Pollen handelt es sich strenggenommen nicht um
ein Bienen*erzeugnis,* sondern um die männlichen Fort-
pflanzungszellen der Samenpflanzen. Der Begriff um-
schließt die Vielzahl der Pollenkörner einer Blüte. Das
Wort *Pollen* wurde aus dem Lateinischen übernommen,
wo es *feines Mehl, Mehlstaub* oder *Staub* bedeutet. Der
Pollen oder Blütenstaub wird durch den Wind oder
durch Insekten – überwiegend durch die Biene – zum
weiblichen Teil der blühenden Pflanze gebracht. Seit
Jahrmillionen lockt sie die Biene mit ihrem Nektar an,
damit sich diese emsige Besucherin mit Blütenstaub ein-
pudert und die Pflanze befruchtet. So steht die Biene
gleichsam im Liebesdienst der Pflanze.

Für die Bienen selbst bedeutet der Pollen lebenswichtige Nahrung. Er enthält das für ihren Körperaufbau nötige Eiweiß und Fett, während der Nektar mit seinem
hohen Zuckeranteil die erforderlichen Kohlenhydrate
liefert. Pollen ist der wesentliche Nährstoffträger bei der
Aufzucht der Brut – intensive Bruttätigkeit findet vor allem in den Monaten April bis Juli statt. Ohne Pollen
kann sich ein Bienenvolk also nicht erneuern. Ohne Pollen entwickeln sich auch die Futtersaft (Gelée royale)
und Wachs erzeugenden Drüsen der Biene nicht ausreichend. Da die Natur den männlichen Samen der blühenden Pflanze aber in verschwenderischer Fülle zur
Verfügung stellt, finden die Bienen reichliche Nahrung.
Sie kleben den Blütenstaub mit Nektar zu Klümpchen
zusammen und befördern ihn in die Körbchen der Hin-
terbeine. Der Imker nennt dies *Pollenhöschen* und die
Tätigkeit der Bienen *Höseln.* Wenn die Sammelbiene

den Pollen in die Vorratszelle entladen hat, wird er von einer Stockbiene eingestampft und mit Honig vermengt.

Wissenschaftler untersuchten den Pollen und stellten fest, daß er ein nahezu vollkommenes Nahrungsmittel ist. Mit dreißig Gramm pro Tag kann ein Mensch durch falsche Ernährung oder Krankheiten entstandene Mangelerscheinungen beseitigen.

Chemiker fanden eine Vielzahl von *Inhaltsstoffen:* neben Wasser vor allem Eiweiß, Fette (mehrfach ungesättigte Fettsäuren) und Zucker, aber ebenfalls Vitamine, Mineralstoffe (besonders Kalium und Phosphor), nahezu alle bekannten Aminosäuren, das Bakterienwachstum hemmende Substanzen, Wuchsstoffe, Hormone und Duftstoffe. Außerdem ergaben Analysen, daß Blütenpollen verschiedene Spurenelemente in einer Vielzahl und Ausgewogenheit enthält, wie sie kein anderes Nahrungsmittel aufweist. Mit dem Blütenpollen werden dem Körper also alle notwendigen Spurenelemente in richtiger Dosierung zugeführt.

Pollen unterscheidet sich in der Zusammensetzung nicht wesentlich vom Honig, doch ist der prozentuale Anteil der einzelnen Substanzen verschieden. Honig besteht bis zu achtzig Prozent aus Zuckerstoffen, Pollen nur zu etwa zehn Prozent. Ein Bienenvolk trägt in einem Jahr um die vierzig Kilogramm Pollen ein. Die Pollenmenge, die der Imker den Bienen nimmt, müssen sie durch vermehrten Flug nach Pollen ausgleichen. In der Zeit, in der das Pollenangebot gering ist, entnimmt der Imker keinen Pollen, damit die Bienen keinen Schaden erleiden.

Wie beim Honig hängt auch der Wert des Pollens von der jeweiligen Pflanzenart und ihren biologischen

Bedingungen ab. Die Biene sucht jedoch immer nur die
Blüte oder Pflanze auf, deren Nektar oder Blütenstaub
den reichsten Nährstoffgehalt bietet. So fand man zum
Beispiel heraus, daß Pollen von Nadelbäumen oder
Grasarten schlechte Nährstofflieferanten sind und damit
gefütterte Bienen schwach und unterentwickelt bleiben.
Zu den leidlich guten Pollenpflanzen gehören manche
Laubbaumarten, wie Buche, Pappel, Ulme und Ahorn,
auch Blütenpflanzen, wie Kornblume, Hahnenfuß oder
Löwenzahn. Zu den ergiebigsten Pollenanbietern zählen
alle Obstbäume, die ersten Frühjahrsblüher Weide und
Schneeglöckchen, die Kastanien, manche Kleearten,
Raps, Disteln, Weißdorn und Gewürzpflanzen.

Wegen des unterschiedlichen Werts von Pollen empfiehlt sich für den menschlichen Genuß ein guter Mischpollen.

Zur Konservierung muß Pollen getrocknet werden,
sonst entsteht durch seinen Wasseranteil Milchsäuregä-
rung. Der Trockenvorgang bedarf aufwendiger Geräte,
die niedrige Temperaturen garantieren, um die empfindlichen Wirkstoffe nicht zu zerstören und deren Eigenschaften ohne Schädigung zu erhalten.

Für die pflanzliche Bestäubung mit Pollenkörnern bedeutet die Blütenstetigkeit der Biene einen großen Vorteil. Bei ihrer Suche nach Pollen legt sich die Biene auf
eine Pflanzenart fest und befliegt die gleichen Blüten, solange die Pflanzenart blüht. Diese kluge Einrichtung der
Natur hat zur Folge, daß Blütenstaub artengleich wirksam wird. Denn Löwenzahnpollen kann eine Kirschblü-
te und Apfelpollen eine Birnenblüte nicht befruchten. In
Europa sind über siebzig Pflanzenarten auf die Bestäubung durch die Biene angewiesen, andere Pflanzen, etwa

die Gräser und unser Getreide (das botanisch ebenfalls den Gräsern angehört), werden vorwiegend durch den Wind bestäubt.

Wegen dieser Blütenstetigkeit der Biene bietet der Pollen, der in jedem Honig mit enthalten ist, die Möglichkeit, die Pflanzenart genau festzustellen, von der die Biene den Nektar bezog. Denn die Pollenkörner jeder Art besitzen eine eigene Bauweise in bezug auf Größe und Gestaltung. Mit Hilfe der sogenannten *Pollenanalyse* lassen sich daher Honigfälschungen eindeutig ermitteln.

## Königinnenfuttersaft oder Gelée royale

Der Saft, den die Bienen zwischen ihrem vierten und zwölften Lebenstag (nach dem Schlüpfen) aus den paarigen Futtersaftdrüsen im Kopf ausscheiden, nennt man *Königinnenfuttersaft, Weiselfuttersaft* oder nach der französischen Bezeichnung *Gelée royale*.

Gelée royale enthält alles, was die junge Bienenlarve zu ihrer Entwicklung benötigt. Die Larve, aus der eine Königin entstehen soll, wird von den Ammenbienen nur mit Gelée royale gefüttert, während die Larven der Arbeiterinnen am dritten Tag ihres Daseins auf Pollen und Honig umgestellt werden.

Schon früh interessierten sich die Forscher für den Königinnenfuttersaft und mögliche Zusammenhänge mit der Entwicklung der Larve zur Arbeiterin oder zur Königin. Viele Fragen lassen sich aber auch heute noch nicht lückenlos beantworten: so etwa, warum die Bienenkönigin, die aus dem gleichen Ei stammt wie die Arbeitsbiene, fast zweimal so lang und so schwer wird wie

diese. Wie ist es möglich, daß die Königin über die er-
staunliche Fähigkeit verfügt, in der Hauptbrutzeit innerhalb von 24 Stunden über zweitausend Eier zu legen?
Und warum wird sie bis zu fünf Jahre alt, ihre Töchter,
die Arbeitsbienen, aber im Sommer nur 40 Tage und bis
zu sechs Monaten im Winter, wo sie keine Brut aufzie-
hen müssen?

Der Futtersaft, der die Larven der Arbeiterinnen und
die der Königin ernährt, enthält die gleichen Inhaltsstoffe, nur stehen sie in einem anderen Mengenverhältnis
zueinander. Dennoch ließ sich die Tatsache, daß aus
gleichen Maden einmal eine Arbeiterin und einmal eine
Königin schlüpft, mit der bisher bekannten Zusammensetzung des Futtersafts allein nicht völlig erklären.

Will der Imker diesen kostbaren Saft nun gewinnen,
dessen Produktion die Jungbiene so viel Energie kostet,
daß sie ihre Lebensdauer verkürzt, so muß er das Bienenvolk dazu bringen, möglichst viele Weiselzellen (in
denen Königinnen aufgezogen werden) anzusetzen. In
die Weiselzellen legt die Königin auf Drängen der Bienen jeweils ein Ei. Nach drei Tagen haben die jungen
Pflegebienen eine aus dem Ei entstandene Larve so mit
Königinnenfuttersaft versorgt, daß sie darin schwimmt.
Aber die kleine Larve hat noch nicht viel von dem Saft
verbraucht. Der Imker entfernt die Larve aus der Zelle
und entnimmt mit einem Löffelchen das Gelée royale.
Eine Königinnenzelle enthält bis zu 0,2 Gramm Gelée
royale.

Der Königinnenfuttersaft besitzt sehr hohe Nährkraft.
Man bedenke nur das enorme Wachstum der Bienenlar-
ve, während sie damit gefüttert wird. Das Gewicht der
Königinnenlarve, die sich ja ausschließlich von Gelée

royale ernährt, erhöht sich in fünf Tagen um das Zwei-
tausendfache, während die Larve der Arbeiterin ein ge-
ringes Gewicht aufweist. Diese rasche Entwicklung hat
zur Folge, daß die Königin bereits am 17. Tag schlüpft,
die Arbeitsbiene benötigt dazu 21 Tage und der Drohn,
das männliche Lebewesen im Bienenvolk, 27 Tage, von
der Eiablage der Königin an gerechnet.

An *Inhaltsstoffen* enthält diese nahrhafte Bienenkost
neben Wasser vor allem Proteine und Aminosäuren,
Fette, Vitamine (besonders der B-Gruppe), reichlich
Azetylcholin, Zucker, Spurenelemente, Mineralstoffe
und Hormone.

## Bienenkittharz oder Propolis

Als ich mit der Bienenhaltung begann, standen für mich
zwei Dinge im Vordergrund. Das erste war das mit vielen Geheimnissen umgebene Bienenvolk, das zweite der
Honig, den ich für meine Familie und mich selbst ern-
ten konnte. Erst viel später, durch das Lesen von Fach-
zeitschriften und Fachbüchern aufmerksam geworden,
begann ich auch den Blütenpollen zu sammeln. Beide,
Honig und Blütenpollen, sind durch ihren Wirkstoffreichtum hochwertigste Nahrungsmittel. Wie viele
andere Imker überlegte auch ich, welchen Wert die übrigen Bienenprodukte für den Menschen und seine Gesundheit besitzen könnten. Das Studium entsprechender
Fachliteratur eröffnete mir ein Gebiet, dessen Größe
und Vielseitigkeit mich bis heute fasziniert.

Die meisten Imker sehen Propolis eher als notwendi-
ges Übel an, weil die Bienen im Stock damit alle Ritzen

an beweglichen Teilen (Türen, Fenster, Schieber, Rähm-
chen und anderes mehr) fest zukitten und man oft Mühe
hat, diese Teile wieder zu lösen.

Kittharz ist ein Pflanzenprodukt. Vor allem von Knos-
pen, aber auch von sonstigen Austrittsstellen an Laubbäumen, Nadelbäumen oder Sträuchern nehmen die
Bienen Harz auf und tragen es wie den Pollen als Hös-
chen an den Hinterbeinen in den Stock. Dort setzen sie
ihm beim Verarbeiten noch besondere Drüsensekrete zu.
Es dient ihnen als Baustoff, Reparatur-, Isolations- und
Schutzmaterial, als eine Art Zement, Kitt oder Balsam
für alle möglichen Zwecke. Die Biene verstopft Ritzen
und Spalten im Stock, um die Wärmedämmung zu sichern, und reguliert mit Propolis die Größe des Fluglochs, durch das ja keine Feinde eindringen sollen.

*Propolis* ist eine dem Griechischen entnommene Bezeichnung. Es bedeutet »vor der Stadt« und beinhaltet,
daß Propolis das Volk vor eindringenden Gefahren
schützt – seien es Krankheiten oder Kleintiere.

Ein Bienenvolk, in dem sich viele tausend Lebewesen
auf engstem Raum befinden, böte Krankheitserregern
ein breites Betätigungsfeld. Indem sie die antibakterielle
Eigenschaft der Propolis ausnützen, sorgen die Bienen
selbst vor. Sie verkleben alle losen Teile im Stock und
beschichten die Innenwände der Zellen mit einem feinen
Überzug aus Propolis, um eine wirksame Desinfizierung
herzustellen, ehe die Königin mit dem Legen der Eier
beginnt. Ebenso überziehen sie nicht nach außen beför-
derte Bienenleichen oder in den Stock eingedrungene
und getötete Kleintiere mit Propolis, balsamieren sie sozusagen ein, um dem Zersetzungs- und Verwesungsvor-
gang entgegenzuwirken.

Der Imker gelangt an dieses wertvolle Harz, indem er die damit verkitteten Teile gefriert und anschließend abschabt.

*Inhaltsstoffe:* Die Zusammensetzung der Propolis hängt von den besuchten Baum- oder Straucharten ab. Die aus dem Bienenstock gewonnene Propolis besteht zur Hälfte aus Harz und zu etwa einem Viertel aus ätherischen Ölen, Blütenpollen, für den Zellstoffwechsel bedeutsamen Mineralstoffen und Spurenelementen (zum Beispiel Aluminium, Mangan, Kupfer, Eisen), Flavonen und Säuren. Im Gegensatz zu Honig, Pollen oder Gelée royale enthält Propolis weder Eiweiß noch Fette und kaum Vitamine.

Die detaillierte Liste der Inhaltsstoffe, die man in Propolis fand, ist lang, und die Forschungen sind noch nicht abgeschlossen. Vor allem in der DDR nahmen sich Wissenschaftler dieser Inhaltsstoffe an. Mitarbeiter der Luther-Universität in Halle an der Saale fanden unter anderem heraus, daß das in der Propolis vorkommende Pinozembrin eine hervorrangende Wirkung gegen Schmarotzerpilze entfaltet.

Wie viele Forscher, stellte sich auch Professor REMY CHAUVIN die Frage nach den Ursachen dafür, daß die Honigbiene über Jahrmillionen ihre Gestalt bewahrte. Remy Chauvin führte von 1965 bis 1966 eine Versuchsreihe mit Bakterien durch, die als Insektenparasiten bekannt sind. Alle Insekten wiesen mehr oder weniger Bakterien und sonstige Krankheitserreger auf, nur die Biene nicht. Nach Wiederholungsversuchen, um sicherzugehen, stellte man fest, daß die Biene unter allen Insekten eine Sonderstellung einnimmt, denn auf ihr finden sich weder Bakterien noch Viren. Auf der Suche

nach dem verantwortlichen Stoff entdeckte man an der
Biene und im Bienenvolk ein Antibiotikum, das sie
gegen jeden Angriff von Bakterien und Viren wider-
standsfähig macht. Dieser Antistoff wirkt tödlich auf
Bakterien. Im Gegensatz zu den bis dahin bekannten
Antibiotika büßt er seine Wirkung nicht ein, das heißt
Bakterien- und Virenstämme werden gegen ihn nicht resistent. Wie weitere Untersuchungen ergaben, verfügt
die Honigbiene über sieben verschiedene Zusammenset-
zungen von Antibiotika. Der in der Wirkung stärkste
antibakterielle Stoff und auch die reichste Menge davon
fand sich im Kittharz der Bienen, in der Propolis. In
Abstufungen weniger Antibiotika enthalten die Bienenerzeugnisse Honig, Gelée royale, Bienengift, der Pollen
und auch das Bienenwachs.

Betrachtet man nun diese Komposition, diese natürliche Harmonie von Propolis, Honig, Pollen und Gelée
royale, so beginnt man die Bedeutung der Wechselbeziehung zwischen den verschiedenen Pflanzen und der Honigbiene zu begreifen. Die Biene trägt Pflanzeninhalts-
stoffe zusammen, die einander in ihrer Wirkung ergänzen und potenzieren. Diese Stoffe entstehen in der
Pflanze und werden von ihr ausgeschieden, damit sie
mit ihrer Umwelt (andere Pflanzen, Tier, Mensch) in
eine Wechselbeziehung treten und den Austausch auf-
rechterhalten kann. Beispiele wären die Askorbinsäure
(Vitamin C), die auch für den Menschen ein lebensnot-
wendiger Stoff ist, oder das Harz, das die Pflanze nach
Verletzungen schützt.

Von einem Bienenvolk kann man jährlich vierzig
Gramm Rohpropolis sammeln. Sie muß gereinigt und
aufbereitet werden, ehe sie zur Anwendung kommt.

Je länger ich mich mit dem natürlichen Heilmittel Propolis befasse, desto größer wird meine Achtung vor diesem Pflanzen- und Bienenprodukt.

## Wachs

Voraussetzung für den notwendigen Wabenbau der Biene ist eine fettartige Substanz, die sie als Endprodukt der Nektarverarbeitung aus den Wachsdrüsen am Hinterleib ausschwitzt. Das Wachs ist anfangs farblos und verbreitet den angenehmen Duft der nektarspendenden Pflanzen.

Chemisch ist Bienenwachs ein Gemisch aus Palmitin-Myrizyl-Ester und Fettsäuren. Wie die übrigen Erzeugnisse der Biene besitzt es jedoch ebenfalls wertvolle *Inhaltsstoffe,* vor allem Vitamin A und die antibakteriell wirkenden Inhibine.

## Bienengift

Obwohl der Mensch schon jahrtausendelang Bienen hält und pflegt, gewöhnte sich die Biene im Gegensatz zu anderen Haustieren nie an ihn. Sie lebt nur nach ihren arteigenen Gesetzen und betrachtet seine Gegenwart als störendes Eindringen in ihren Bereich, den es – durch Stechen – zu verteidigen gilt. Bis auf besonders stechlustige Völker, die sich ohne erkennbaren Grund aggressiv verhalten, stechen Bienen allgemein nur in der Nähe ihres Stocks. Dabei reagieren sie auch auf äußere Reize, wie Farbe der Kleidung und Geruch, der ihnen ja auch untereinander als Erkennungsmerkmal dient. Nach ENOCH ZANDER und KARL BÖTTCHER ist ihnen helle, glatte Kleidung angenehmer als dunkle, grobe. Und jemanden, der nach Schweiß, Alkohol oder Parfüm riecht, greifen sie bevorzugt an.

Das Gift wird in der Giftdrüse der Biene gebildet und in der Giftblase gespeichert. Ein Gifttröpfchen wiegt etwa 0,35 Milligramm. Die Trockenmasse des Bienengifts besteht zur Hälfte aus Aminosäuren, dazu aus zwei Enzymen (Fermenten), von denen das eine (Hyaluronidase) auch im Schlangengift vorkommt.

Am Hinterleib der Biene befindet sich der Stachelapparat mit dem Giftstachel, der den Bienen bei der Verteidigung zum Stechen dient. Der Stachelapparat umfaßt bei der Arbeiterin zwei spitze Stechborsten mit Widerhaken, die Giftblase, Muskulatur und Nervenknoten. Der Stich in die Haut eines Warmblüters ist für die Biene selbst tödlich, denn die Widerhaken halten den Stachel in der Haut, und die wegfliegende Biene reißt sich dadurch den ganzen Stachelapparat aus dem Körper. Entfernt man ihn nicht sofort, arbeitet sich der Stachel immer tiefer in das Gewebe ein, und die Muskulatur des Stachelapparats drückt weiterhin Gift aus der Giftblase in den Stachel. Am besten nimmt man den Fingernagel oder eine Pinzette, man muß aber darauf achten, daß man die Giftblase dabei nicht weiter ausdrückt. Es ist verständlich, daß ein so verlockender Schatz wie der Honig viele Räuber anzieht und er mit dem Einsatz des Lebens verteidigt werden muß.

Einen Giftstachel besitzen nur die weiblichen Bienen, die Drohnen sind waffenlos. Die Königin bedarf ihres Stachels nur in seltenen Fällen.

# ZWEITER TEIL

# Wirkungen der Bienenprodukte und Anwendung als Heilmittel

## Der Bienenstand als Heilstätte der Natur

Alle erwähnten Bienenerzeugnisse – Honig, Pollen, Gelée royale, Propolis, Wachs und Gift – enthalten Wirkstoffe und Wirkstoffkombinationen, die sie als (einander teilweise ergänzende) Heilmittel ausweisen. So gewinnt der Bienenstand gleichsam die Bedeutung eines natürlichen Heilinstituts, eines Ortes also, der die Möglichkeit bietet, die menschliche Gesundheit zu stärken und das aktive Alter zu verlängern. Mittlerweile zweifelt niemand mehr an der Notwendigkeit, die medizinische Bienenzucht und ihre Produkte weiterzuentwickeln. Denn die Erfahrung zeigte, daß diese Naturheilmittel dem Vergleich mit vielen synthetisch hergestellten Medikamenten durchaus standhalten.

Doch auch in der Natur gibt es kein Allheilmittel gegen alle Krankheiten. Daher können Bienenzuchtprodukte ein solches Universalmittel ebensowenig liefern. Noch weniger sind sie dazu angetan, den Gang zum Arzt zu ersetzen. Aber es ist unbestritten, daß ihnen bei der Behandlung und Verhütung vieler Krankheiten eine bedeutende Rolle zukommt und daß sie nicht ohne Grund zur Erreichung der Langlebigkeit mit herangezogen werden.

Als Beispiel sei die Erkrankung an Krebs erwähnt, der trotz medizinischer Fortschritte noch nichts von seinem Schrecken verloren hat. Sieht man von Ausnahmen ab, tritt Krebs in der Regel erst bei Menschen über vierzig Jahren auf. Als aussichtsreichste Methode im Kampf gegen diese schwere Krankheit muß man immunologische und prophylaktische Verfahren ansehen: Es ist leichter, den Organismus für bösartige Geschwülste unempfänglich zu machen, als ein ausreichend effektives Präparat zu ihrer Heilung zu finden.

Ärzte, die den Forschungen um die Heilwirkung der Bienenprodukte aufgeschlossen gegenüberstehen, stellten sich oft die Frage, wie es komme, daß Imker fast nie an Krebs erkranken – als mache die Krebskrankheit einen Bogen um den Bienenstand.

Ich selbst würde einen Teil der Erklärung darin sehen, daß der Imker sich bei seiner Arbeit am Bienenstand in dessen heilkräftigem Kleinklima aufhält, von der außergewöhnlichen Luft, die dort vorherrscht, umgeben ist. Überdies steht der Imker dort in direktem Kontakt mit den Bienen, und ein gelegentlicher Bienenstich bleibt nicht aus. Bienengift kann wie eine kleine Gesundheitsspritze wirken. Durch den Umgang mit den Bienen bezieht der Imker ihre Produkte unmittelbar in seine Nahrungskette ein – neben Honig und Pollen zum Beispiel auch den Saft überflüssiger Weiselzellen am Bienenstand selbst. All dies wirkt sich günstig auf seinen Organismus, stimulierend auf des Immunsystem aus.

# Ein Wort zur Ernährung

Gesundheit wäre die natürlichste Sache der Welt, wenn sich an der ursprünglichen Form unserer Nahrungsmittel, und zum Teil auch an deren Zubereitung, nichts geändert hätte. Doch aus den natürlichen Nahrungsmitteln wurden chemisch behandelte und belastete Lebensmittel, Industrieprodukte mit gesundheitsschädigenden Folgen. Da die Ernährung von elementarer Bedeutung für den Aufbau und die Funktionsfähigkeit des Organismus ist, bleibt die Frage, wie sehr solche ungünstigen Einflüsse (neben anderen) unser Leben, seine Qualität und seine Dauer, beeinträchtigen. – Unter ungünstigen Einflüssen verstehe ich unter anderem Lebensmittel, die so be- und verarbeitet werden, daß sich ihr Handelswert nur nach Gesichtspunkten von Aussehen und Haltbarkeit richtet.

Um sich zu entwickeln und zu erhalten, benötigt der menschliche Körper verschiedene Grundstoffe:

Flüssigkeit *(Wasser)*, *Eiweiß* und *Mineralstoffe* sorgen für seinen Aufbau und für die Erneuerung der Zellen. Darüber hinaus sind die Mineralstoffe an der Blutbildung beteiligt, sie regulieren den Stoffwechsel und andere Lebensvorgänge. Zur Energiegewinnung und für seinen Wärmehaushalt benötigt er *Kohlenhydrate* und *Fette.* Sie garantieren seine Leistungsfähigkeit. *Vitamine* fördern die Durchblutung der Gewebe und stärken die körpereigene Abwehr gegen Krankheiten.

Diese Grundstoffe bezieht der Mensch aus Nahrungsmitteln tierischer und pflanzlicher Herkunft. Der menschliche Körper besteht selbst zu 64 Prozent aus *Wasser,* wovon er täglich etwa zwei bis drei Liter ausscheidet. In derselben Menge muß es ihm wieder zugeführt werden, und zwar durch Getränke (Trinkwasser, Mineralwasser), Gemüse, Obst und durch wasserhaltige Speisen (Kompott, Suppe und ähnliches). Wichtige *Eiweiß*lieferanten, die den Tagesbedarf von etwa 70 Gramm beim Erwachsenen decken, sind zum Beispiel Milch und Milchprodukte, Eier, Fleisch, Fisch, Getreide und seine Produkte, Gemüse und Obst. Die genannten Nahrungsmittel enthalten ebenfalls die wichtigen *Mineralstoffe,* auf deren tägliche Zufuhr man achten sollte. Zu den Mineralstoffen zählt auch das Kochsalz, das in vielen Nahrungsmitteln natürlich vorkommt. Weil in unserer Ernährung außerhalb dessen meist noch zuviel Kochsalz verwendet wird, sei hier eine ausführliche Behandlung erlaubt.

Natürliche Mineralsalze wurden schon in prähistorischer Zeit als kostbare Gewürze verwendet, um die Sinne und den Appetit anzuregen. Es waren hochgeschätzte Produkte, die in vielen Ländern, wie China und Ägypten, zuweilen mit Gold aufgewogen wurden. Natürliche Mineralsalzvorkommen und bestimmte Transportwege bildeten häufig Schauplätze erbitterter Kämpfe.

Solange der Mensch das Feuer noch nicht zum Bereiten seiner Speisen nutzte, besaß das Salz für ihn sicherlich geringere Bedeutung. Die roh verzehrten Früchte, Blätter, Wurzeln, aber auch das rohe Fleisch enthielten genug Mineralsalze, um den Bedarf zu decken. Mit der Erfindung des Kochens hatte sich die Situation geändert, da sich die Mineralsalze dadurch herauslösten und Geschmacksstoffe zerstört wurden.

Bis vor etwa zweihundert Jahren blieb das Salz eine in Maßen genossene Zutat. Damals bestand also kein

Grund, vor zuviel Salz zu warnen. Ähnlich wie bei der Steigerung der Zuckerherstellung führte auch beim Salz die beginnende Industrialisierung immer schnellere Transportmöglichkeiten und die Preissenkung durch Massenproduktion eine Zunahme im Verbrauch herbei.

Der menschliche Körper benötigt täglich etwa drei Gramm Kochsalz (nur bei starkem Schwitzen manchmal 20 Gramm). Diese Menge ist er in der Lage zu verarbeiten. Mit der heutigen sogenannten *Zivilisationskost* werden dem Organismus oft über 20 Gramm Kochsalz zugeführt. Durch zu reichliche Kochsalzzufuhr erhöht sich der Salzgehalt in den Körperflüssigkeiten und verursacht Durst. Um ihn abzustellen, trinken wir, jedoch meist zuviel, und belasten Nieren, Herz und Kreislauf. Übermäßig hohe Salzmengen lagern sich im Gewebe ab, und das erste Stadium der Kochsalzvergiftung ist erreicht – sehr häufig eine Ursache des Bluthochdrucks. (Den gleichen Bluthochdruck kann auch der Industriezucker durch das Überangebot von Kohlenhydraten hervorrufen, die zu Cholesterinablagerungen in den Gefäßen beitragen.)

Zwischen dem Kochsalz von heute, dem Natriumchlorid, und dem Meer- oder Mineralsalz von früher besteht ein großer Unterschied. Das Salz, das der Mensch aus dem Meer gewann, enthielt wertvolle Mineralien und Spurenelemente, vor allem Magnesium, daneben Kalzium, Kalium, Jodid und weitere rund dreißig natürliche Mineralien. Reines Natriumchlorid wirkt im Körper dagegen in zu großen Mengen schädlich.

Bereits im Säuglingsalter wird der Grundstein für Zivilisationskrankheiten gelegt, da die meisten der heute üblichen Fertigmenüs für Säuglinge einen zu hohen

Salzgehalt aufweisen. Untersuchungen ergaben bei Erzeugnissen verschiedener Hersteller einen Natriumgehalt zwischen 100 und 300 Milligramm pro 100 Gramm Fertignahrung. Da ein Säugling einen höheren Stoffwechselumsatz als ein Erwachsener hat, sollte man diesen jungen Körper nicht unnötig belasten. Wenn sich der kindliche Organismus schon in den ersten Lebensjahren an versalzene Nahrung gewöhnt, indem er vorwiegend Industriekonservenprodukte erhält, wird dieser Mensch im Erwachsenenalter seiner Nahrung immer zuviel Kochsalz hinzufügen.

Will man diese nachteilige Essensgewohnheit ändern, ist ein langer Umgewöhungsweg zu beschreiten, der vom weißen Salz (und gleichzeitig vom weißen Mehl und dem weißen Zucker) wegführt. Ein Patient, der sich durch jahrzehntelangen überhöhten Kochsalzverbrauch ein Nierenleiden, Herzleiden, Milzleiden oder dergleichen zugezogen hat, ist kaum in der Lage, die Strapaze eines plötzlichen Salzentzugs durchzustehen. Das ist nur unter Aufsicht eines Arztes möglich, bis sich Körper und Gaumen an kleinere Mengen Mineralsalz gewöhnt haben.

Nach diesem Exkurs seien die lebenswichtigen Grundstoffe nun weiter erörtert.

An *Kohlenhydraten* sollte der Organismus täglich etwa fünf Gramm pro Kilogramm unseres Normalgewichts erhalten, denn sie decken unseren Gesamtenergiebedarf bis zu sechzig Prozent. Sie lassen sich vor allem von Mehl und Mehlprodukten, Gemüse (Kartoffeln), Obst, Zucker und Honig – in Form von Stärke, Zellulose und Zuckern – beziehen.

Der Tagesbedarf an *Fetten* beträgt zwischen 60 und

80 Gramm bei leichter körperlicher Betätigung. Tierische und pflanzliche Fette und Öle (Sahne, Butter, Margarine, Kernöle) sowie andere fetthaltige Nahrungsmittel (Wurst, Eier, Milch, Käse, Nüsse) sichern die notwendige Menge. Über den genannten Tagesbedarf sollte sie jedoch nicht hinausgehen, denn überschüssiges Fett speichert der Körper, es führt zu Übergewicht und damit zur Belastung von Herz und Kreislauf. Wesentlich ist auch, daß die zugeführten Fette und Öle einen hohen Anteil an ungesättigten, also leichtverdaulichen Fettsäuren enthalten. Wie bei allen Lebensmitteln bewährt es sich, wenn man beim Kauf auf hochwertige Qualität achtet.

Die für den menschlichen und tierischen Stoffwechsel unentbehrlichen *(essentiellen) Vitamine,* die gegenüber Sauerstoff und Erwärmung so empfindlich sind, teilt man allgemein in fettlösliche (wie die Vitamine der A-Gruppe, D-Gruppe oder E-Gruppe) und wasserlösliche (wie die Vitamine der B-Gruppe und Vitamin C) ein. Das fettlösliche Vitamin A etwa reguliert das Wachstum, indem es die Schilddrüsentätigkeit günstig beeinflußt, sorgt für gutes Sehen, für gesunde Schleimhäute und eine gesunde Haut. Die Vitamine der B-Gruppe wirken günstig auf den Stoffwechsel und die Verdauung, sind entzündungshemmend und schützen vor Infektionen. Vitamin C fördert die Wundheilung und stärkt das Abwehrsystem des Körpers ebenfalls. Auch die übrigen Vitamine steuern ihren wesentlichen Beitrag zur gesunden Entwicklung und Gesunderhaltung des Organismus bei.

Vitamine finden sich in den meisten Nahrungsmitteln. Besonders vitaminreich sind frisches Obst und Gemüse,

Milch und Milchprodukte, Eidotter, Leber, Fleisch, Fisch und Getreide, wobei den Vollkornerzeugnissen hoher Wert zukommt. Denn das naturbelassene volle Korn liefert außer Eiweiß, Kohlenhydraten, Pflanzenfetten, Mineralstoffen und verdauungsfördernden Ballaststoffen mehrere Vitamine, wie $B_1$, $B_2$ und E. Im Vergleich besitzt Vollkornmehl sechsmal mehr Vitamine als Weißmehl. Den gesundheitlich höchsten Wert haben Gerichte aus frisch gemahlenen, roh zubereitetem Getreide.

Wie bereits erwähnt, sind Vitamine sehr empfindlich. Um ihrer Zerstörung durch unsachgemäßes Lagern und Verarbeiten vorzubeugen, schütze man sie vor Licht, Luft (Sauerstoff) und Hitze (Achtung beim Kochen!).

Die nachfolgende kurze Liste zählt eine Auswahl einiger guter Vitaminspender auf, in die auch die Bienenprodukte Honig und Pollen eingeschlossen sind:

*Vitamin*

| | |
|---|---|
| A | Blütenpollen, Butter, Leber, Margarine, Milch, Grünkohl, Karotten, Spinat und Tomaten |
| $B_1$ | Blütenpollen, Bienenhonig, Getreidekeime, Hülsenfrüchte, Kartoffeln, Milch, Nüsse, Schweinefleisch |
| $B_2$ | Blütenpollen, Bienenhonig, Getreideprodukte, Kartoffeln, Milch, Schweinefleisch |
| $B_6$ | Blütenpollen, Bienenhonig, Fisch, Fleisch, Gemüse, Getreideprodukte, Kartoffeln, Milch |

| $B_{12}$ | Blütenpollen, Fleisch, Innereien, Milch |
| --- | --- |
| C | Blütenpollen, Bienenhonig, alle Gemüse, alles Obst, schwarze Johannisbeeren, Hagebutten, Kartoffeln, Paprikaschoten |
| D | Blütenpollen, Butter, Eigelb, Fisch, Käse, Lebertran, Sahne |
| E | Blütenpollen, Butter, Eier, frische Gemüse, Haferflocken, Leber, Milch, Pflanzenöle |
| Folsäure | Blütenpollen, Bienenhonig, Bierhefe, grüne Gemüsesorten, Leber, Weizenkeime |
| K | Fisch, Fleisch, Leber, Milch, Kohlsorten |
| Niacin | Blütenpollen, Bienenhonig, Bierhefe, Getreideprodukte, Fleisch, Fisch, Gemüse, Kartoffeln, Hülsenfrüchte |
| Pantothen-säure | Blütenpollen, Bienenhonig |
| Biotin H | Blütenpollen, Bienenhonig |

Nach den Erkenntnissen der modernen Ernährungslehre ernährt sich bei uns jeder dritte Bürger falsch. Vor allem ältere Menschen verpflegen sich oft zu einseitig und leiden dadurch unter Mangelerscheinungen. Auch bei Kindern fehlt es manchmal gerade in ihrer Wachstumsphase in der Ernährung an Mineralien und Vitaminen.

Weil die genaue Kenntnis von deren Zusammensetzung und Wirkung noch nicht Allgemeingut geworden ist, werden Vitamine und Mineralien als alles heilende Wundermittel betrachtet und häufig überkonsumiert.

Eine Überdosierung ist jedoch schädlich, sie kann

○ bei Vitamin A Knochen- und Kopfschmerzen hervorrufen,
○ bei Vitamin D Gelenkschmerzen,
○ bei Vitamin E Depressionen und Erschöpfungen und
○ bei Vitamin K Nierenerkrankungen und Blutungen

auslösen.

Anderereits erhöht der Genuß von Alkohol und Nikotin den Verbrauch an Mineralien und Vitaminen. Bei
Einnahme von Abführmitteln gehen sie dem Körper
ebenfalls verloren. Unsere Industrielebensmittel sind
nicht gehaltvoll genug, den Bedarf zu decken.

Wetterfühligkeit, Müdigkeit und Nervosität sind erste
Anzeichen von Mangelerscheinungen. Neuere Erhebungen stellen einen ständig steigenden Medikamentenmißbrauch fest, der ebenso zu Mangelerscheinungen und
schließlich zu ernsten Erkrankungen führt. Wenn Magen und Darm gleichzeitig Alkohol, Nikotin und Medikamente verarbeiten müssen, können die Verdauungsen-
zyme nur in geringen Mengen Vitamine erschließen.

Vitamine sind Substanzen, die der menschliche (und
tierische) Organismus nicht selbst herstellen kann, sie
müssen also mit der Nahrung zugeführt und vom Verdauungssystem in ausreichender Menge nutzbar gemacht
werden. Ohne sie läßt sich die Gesundheit nicht erhalten, ja ist kein Leben möglich.

Die dem Körper zuträgliche Menge an Mineralstoffen
und Vitaminen ist in den jeweiligen Alters- und Ent-
wicklungsstufen verschieden, außerdem hängt sie von
der Konstitution des einzelnen ab. Kinder benötigen vor
allem Kalzium zum Aufbau der Knochen und Zähne,

ältere Menschen besonders Vitamin A und $B_2$ zur Erhaltung von Schleimhaut und Gewebe sowie zur Umwandlung von Fett in körpereigene Energie. Bei schlanken Frauen sorgt eine regelmäßige Zufuhr von Vitamin $B_6$ und Vitamin C für einen gesunden Eiweißstoffwechsel und die Stärkung des Immunsystems.

Honig und Pollen sind diesbezüglich ideale Nährstoffträger, denn sie enthalten Vitamine, Mineralstoffe, Säuren und anderes in einem ausgewogenen Verhältnis.

Durch die sorgfältige Auswahl unserer Lebensmittel bestimmen wir täglich den Grad unserer Gesundheit. Ein vorzeitiges Altern ist nicht zuletzt auch das Ergebnis jahrelanger Fehlernährung. Doch scheint es gar nicht so einfach, an durch Schadstoffe und industrielle Fertigung weniger belastete Lebensmittel zu gelangen. Denn ein negativer Kreislauf beginnt ja bereits mit ihrer Entstehung. Man denke nur an die häufig überhöhte Anwendung von Dünge- und Pflanzenschutzmitteln in den Anbaugebieten. Solche Mittel gefährden die Wirkstoffbildung in der Pflanze.

So führt eine übertriebene Stickstoffdüngung zum Beispiel zu vermehrter Nitratbildung. Nitrat vernichtet wiederum Karotin, die Vorstufe zu Vitamin A. Gelangt Nitrat über die Nahrung in unseren Körper, zerstört es die wichtigen Vitamine A, D und E.

Eine einseitige Mineralstoffdüngung kann keinesfalls den Humus ersetzen. Mit zunehmender Humusverarmung der Böden muß es zu Mangelerscheinungen bei den Pflanzen und über die Ernährung auch bei Tier und Mensch kommen: Ein kranker Boden schafft kranke Individuen. Mangelerscheinungen bei Pflanzen haben verstärkten Schädlingsbefall zur Folge. Also werden erneut

Spritzmittel (Gift) zu ihrer Bekämpfung eingesetzt, die jedoch unsere Gesundheit bedrohen. Der Teufelskreis hat sich geschlossen.

Um wirtschaftlich zu arbeiten, trachtet die Landwirtschaft, die Erträge zu steigern. Höhere Erträge aber gehen durch eine gewisse Massenproduktion zu Lasten des Wirkstoffgehalts in den Lebensmitteln. Die Ertragsmenge gelingt auf Kosten der Qualität. Die Lebensmittel werden billiger im Preis, aber letztlich bezahlen wir dafür mit unserer Gesundheit.

Unsere Lebensfreude und unsere Gesundheit hängen von einem komplizierten Wechselspiel zwischen den Nähr- und Wirkstoffen in unserem Organismus ab. Wenn wir in Zukunft gesünder leben wollen, müssen wir zu naturbelassenen Lebensmitteln greifen. Als Folge einer oft ungesunden Lebensweise und Belastung durch Umweltgifte und erhöhte Dauerspannung (Streß) benötigen wir eine zusätzliche Zufuhr von Wirkstoffen, die belastende Faktoren auffangen helfen, indem sie den Organismus stärken.

Dazu dienen uns neben frischem Obst und Gemüse vor allem naturbelassene Getreideprodukte und die heilkräftigen Bienenerzeugnisse.

Diese sehr vereinfachte Darstellung der Wertigkeit unserer heutigen Lebensmittel für unsere Gesundheit und die Abwehrfähigkeit gegenüber Krankheiten soll aufrütteln und das Interesse an unbehandelten Lebensmitteln wachrufen.

Denn sie enthalten alle Nähr- und Wirkstoffe, die der Mensch benötigt, um nicht nur gesund, sondern auch körperlich leistungsfähig zu bleiben.

## Bienenprodukte und unsere Ernährungsgewohnheiten

Die meisten Tätigkeiten in unserem Leben beruhen auf Gewohnheit. Das gilt zum größten Teil auch für unsere Ernährung.

Für die Biene gibt es keine Gewohnheit. Ein unbeirrbarer Instinkt sagt ihr, welche Blüten sie aufsuchen muß, um den besten Nektar und den besten Pollen zu erhalten. Genügt eine Blüte ihren Ansprüchen nicht, so fliegt sie eben zur nächsten weiter.

Guter Imkerhonig und guter Blütenpollen sind in der Lage, nahezu jede Ernährungslücke auszufüllen. Ein Arzt, der erkannt hat, was diese beiden hochwertigen Lebensmittel im menschlichen Körper vollbringen können, wird sie seinen Patienten empfehlen, wo immer deren Ernährungsweise einer Verbesserung bedarf.

Vielen Menschen ist inzwischen klar geworden, daß es unserer durchschnittlichen Verpflegung an vielen Nährstoffen fehlt, wir uns aber an Lebensmittel gewöhnt haben, die zum Beispiel ihren Mineral- und Vitamingehalt durch gewisse Verarbeitungsprozesse zum größten Teil verloren haben.

In einem gesunden Körper sind alle organischen Vorgänge einem ständigen Wandel unterworfen. Die Nahrung, die wir dem Körper zuführen, kann nur bei Vorhandensein von Vitaminen, Mineralstoffen und Spurenelementen in das energiespendende körpereigene Eiweiß umgewandelt werden. Wie dieser Vorgang sind andere lebenswichtige Prozesse ebenso von der Nährstoffzufuhr abhängig.

In früheren Jahren schenkten die Nahrungsmittelsachverständigen den Mineralstoffen des Honigs wenig Aufmerksamkeit, weil ihnen deren Menge als zu gering erschien. Nach neuesten Erkenntnissen der Forschung weiß man aber, daß die im naturbelassenen Honig vorkommende Menge für den gesunden menschlichen Körper ausreicht, um seinen Bedarf an Mineralstoffen zu decken.

Als schneller Energiespender wird er vorzugsweise zum Frühstück genossen – das leider oft unterschätzt und daher vernachlässigt wird –, weil er binnen kurzem die gewünschte Energie freisetzt, die der Mensch braucht, um seine Arbeit frisch zu beginnen. (Eine über den ganzen Tag anhaltende Müdigkeit hat ihre Ursache häufig in einem wirkstoffarmen Frühstück.)

Weil der Traubenzuckeranteil des Honigs direkt ins Blut übergehen kann, ermöglicht der Honig es, daß sich der Körper nach kraftraubenden Leistungen, wie Sport, Bergsteigen oder Schwerarbeit, in kurzer Zeit von den Anstrengungen erholt.

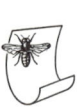

*Eine kleine Rezeptur:* Ein Glas warmes Wasser (35 Grad), 1 Eßlöffel Honig, 2 Teelöffel Blütenpollen und 1 Teelöffel Apfelessig miteinander verrühren, bis sich alles aufgelöst hat, dann schluckweise trinken. Diese Zusammenstellung entspricht dem bereits bei Griechen und Römern so beliebten Sauerhonig. Man spürt förmlich, wie dieses Getränk die Körperfrische zurückbringt.

Um Mangelerscheinungen durch fehlerhafte Ernährung auszugleichen, hat es sich bewährt, täglich nach dem Frühstück einen Eßlöffel folgender Mischung zu sich zu nehmen: anteilig 2 Eßlöffel Honig und 1 Eßlöffel Blütenpollen.

Sämtliche Lebensabläufe unterliegen einer Hormonsteuerung der hormonproduzierenden Organe. Damit sie störungsfrei arbeiten können, darf kein Mangel an den dazu benötigten Nährstoffen eintreten. Der gesamte Organismus sollte stets in der Lage sein, toxische und andere schädliche Stoffe abzubauen und Abwehrstoffe gegen bösartige Erreger aufzubauen. Um diese komplizierten biologischen Prozesse in Gang zu halten, bedarf der Körper hochwertiger Rohstoffe, über die nur naturbelassene Nahrungsmittel verfügen. Dazu zählen vor allem Bienenhonig, Blütenpollen und in besonderen Fällen Königinnenfuttersaft (Gelée royale).

Um nochmals auf den Energiehaushalt des Organismus zurückzukommen: Zucker gehört zu den wichtigsten Energiequellen, doch sollte man, wenn irgend möglich, dem Honig als natürlichem Zuckerlieferanten den Vorzug geben. Raffinierter Zucker ist schwerer verdaulich und besitzt nach Meinung vieler Ernährungswissenschaftler einen belastenderen Einfluß auf den Cholesterinspiegel des Blutes als tierische Fette. Rohr- und Rübenzucker durchlaufen im Magen-Darm-Trakt und in der Leber einen Umwandlungsprozeß – als Zwei- und Mehrfachzucker müssen sie erst zu Einfachzucker (Traubenzucker) aufgespalten werden. Dies ist bei Honig nicht nötig, weil die Biene ihn durch ihre Speicheldrüsensekrete bereits in Einfachzucker *vorverdaut* hat. Vor allem für Menschen mit schwacher Verdauung ist das wichtig, wenn die nötigen Enzyme für den Aufspaltungsprozeß fehlen.

Auch bei der Ernährung des Säuglings ist diese Eigenschaft des Honigs von Vorteil. Es steht fest, daß Muttermilch die normale und beste Nahrung für Säuglinge ist. Doch diese natürliche Nahrungsquelle erweist sich oft als unzulänglich, an Qualität wie an Quantität. In solchem Fall muß an Stelle der Muttermilch Kuhmilch gegeben werden. Um sie den Bedürfnissen des Babys anzupassen, verwendet man verschiedene Zuckerzusätze. Am besten eignet sich der echte Bienenhonig dafür, weil Säuglinge ihn im Gegensatz zu anderen Siruparten gut vertragen.

Es werden auch Industriehonige angeboten, die zum Teil mit Siruparten verlängert sind, davon rate ich aber gänzlich ab.

Ich darf die Vorzüge noch einmal aufzählen, die den naturbelassenen Bienenhonig vor anderen Zuckerarten auszeichnen:

1. Naturbelassener Bienenhonig übt keinen Reiz auf die inneren Wände der Verdauungsorgane aus.
2. Er wird leicht und rasch aufgenommen.
3. Er spendet sehr schnell die gewünschte Energie.
4. Er ermöglicht es den Menschen, die einen starken Kräfteverbrauch haben (zum Beispiel Sportlern), sich in kurzer Zeit von Anstrengungen zu erholen.
5. Er wird von der Leber und den Nieren unter allen Zuckerarten am besten verarbeitet.
6. Er besitzt eine natürliche und milde abführende Wirkung.
7. Er wirkt beruhigend auf den gesamten Körper.
8. Für den Arzt liegen die Vorzüge des Honigs in seinem medizinischen Wert.

Forschungsergebnisse und Erfahrungen geben immer mehr Anlaß zu der Annahme, daß Honig ein Lebenselixier ist, das uns in allen Entwicklungsphasen begleitet.

## Bienenhonig – ein natürliches Nahrungs- und Heilmittel

Schon in der Antike hatten die Menschen festgestellt, daß sich bei Genuß von Honig die körperliche Leistungsfähigkeit steigert und die Ausdauer erhöht – denn Honig entwickelt Energie und regt die Herztätigkeit an –, daß er die Entspannung begünstigt, wiederholte und lang anhaltende Belastung positiv beeinflußt, Schwächeanfälle verhütet und die Widerstandskraft gegen körperliche und geistige Anspannung stärkt. Über viele Generationen wurden die Erfahrungen über die kräftigende und heilende Wirkung des Honigs weitergegeben. Beim Verzehr von Honig erhält der Körper ein gehaltvolles und unverfälschtes Nahrungsmittel.

Betrachtet man die zahlreichen Inhaltsstoffe, gelangt man zu der Überzeugung, daß Honig ein breites Wirkungsspektrum besitzen muß. Ein Beispiel: Das Fehlen von Vitamin $B_1$ ließe bei der Verdauung von Speisen, die mit Industriezucker gesüßt sind, im Körper viel Traubensäure entstehen. Sie würde sich im Körpergewebe, aber vor allem im Gehirn ablagern und dem Körper Schaden zufügen. Der Bienenhonig – wenn er wirklich naturbelassen ist – enthält unter anderem Enzyme, die zu einem störungs- und beschwerdefreien Verdauungsprozeß beitragen.

Dem Honig als Heilmittel wurde lange Zeit kaum mehr Beachtung geschenkt, denn die moderne Medizin hat durch die Anwendung hochwirksamer Medikamente viele Naturheilmethoden und Naturheilmittel verdrängt. Ohne diese synthetischen Mittel käme die heutige Medizin nicht aus. Solche Präparate heilen Krankheiten häufig schneller, manchmal auch nachhaltiger, und einige schwere Erkrankungen lassen sich ohne sie nicht unter Kontrolle bringen. Bedenklich ist aber der übermäßige Konsum von Medikamenten, der gesundheitliche Schäden nicht ausschließt. Die Überlieferung von Wirkung und Anwendung des Honigs erhielt die Erinnerung an seine Heilkräfte jedoch lebendig. Und so beschäftigen sich Wissenschaftler und Ärzte aus der ganzen Welt nun vermehrt mit den Erzeugnissen der Biene (zum Beispiel im Apimondia-Institut in Bukarest, Rumänien).

Wie bereits gesagt, ist der Honig kein Wundermittel und auch kein Ersatz für vom Arzt verschriebene Medikamente. Doch unterstützt er Heilprozesse und wirkt allgemein vorbeugend. Dabei kommt unter anderem seine bakterienfeindliche Wirkung zur Geltung. Seine *Inhibine* hemmen das Wachstum von Bakterien beziehungsweise töten sie. Daher verwendete man Honig früher als bewährtes Mittel zur Wundheilung oder bei Halsentzündungen.

Inhibine sind sehr licht- und hitzeempfindlich. Beim Kauf von Honig ist deshalb darauf zu achten, daß er sachgemäß gelagert und nicht über 40 Grad Celsius erwärmt wurde.

Im Verlauf der zivilisatorischen Entwicklung ging vielen Menschen das Gespür für die Signale des Körpers verloren, die auf eine Fehlfunktion – wie einen Mangel an Mineralien, Vitaminen oder anderen Stoffen –, eine Vergiftung oder eine sonstige Notsituation im Organismus hinweisen. Wer nicht versteht, was sein Körper ihm sagen will, vermag ihn auch nicht zu unterstützen, und wenn es sich um eine noch so geringfügige Hilfestellung handelte.

Fühlen Sie sich zum Beispiel nicht richtig krank, sondern nur unpäßlich, schlapp und leistungsschwach, dann wäre der erste Schritt zur Rückgewinnung des Wohlbefindens eine naturbelassene, gesündere Ernährung. Sie sollte so zusammengesetzt sein, daß der Körper in ihr alles vorfindet, was er zu seinem Aufbau, seiner Entgiftung und seiner Reparatur braucht. Dabei möchte ich nochmals auf den besonderen Stellenwert von Honig mit Pollen für die menschliche Ernährung hinweisen. Seine Grundsubstanz, der hochwertige Pflanzennektar, und die von den Bienen zugesetzten Fermente, Säuren und natürlichen Antibiotika machen den Honig zu einer Substanz, die die heutige wirkstoffarme Ernährung sinnvoll ergänzt. Der Reichtum an lebenswichtigen Begleitstoffen, die für Stoffwechsel, Gehirnfunktionen, Zellaufbau und Zellatmung notwendig sind, lassen Honig und Blütenpollen zu den wertvollsten Nahrungsmitteln zählen. Das Bestreben der modernen Medizin, den Organismus zu stärken, seine natürlichen Abwehrkräfte zu aktivieren und so vor Krankheit zu schützen oder den Selbstheilungsprozeß des Körpers bei Erkrankungen zu unterstützen, ist für den Honig die Bewährungsprobe.

 Eine wertvolle Bereicherung des Frühstückstischs ist folgendes morgendliche *Müsli* (berechnet für vier Personen):

200 Gramm grobe Haferflocken, 50 Gramm gehackte Nüsse, 50 Gramm Korinthen, 6 Eßlöffel Honig, 1/2 Liter Milch, 4 Äpfel. In einer Müslischale Apfelstücke, Korinthen, Nüsse und Haferflocken miteinander vermengen. Milch mit Honig schlagen und über die Müslizutaten gießen.

Ein etwas abgewandeltes Rezept ist ebenso schmackhaft und enthält die Nährstoffe des ganzen Weizenkorns. Seine Fermente schließen die Stärke auf und machen sie leicht verdaulich:

| | |
|---|---|
| 60 Gramm Weizenkörner | 2 Eßlöffel Rosinen |
| 60 Gramm Haferflocken | 2 Eßlöffel Honig |
| 1 geriebener Apfel | 2 Teelöffel Blütenpollen |
| 1/4 Liter warme Milch | Saft einer Orange |

Für eine Portion Müsli werden die Weizenkörner mittelgrob gemahlen und in etwa einem Zehntelliter Wasser eine halbe Stunde eingeweicht (das Einweichen ist jedoch nur bei frisch gemahlenem Korn sinnvoll). Den Honig in der nicht über 35 Grad erwärmten Milch auflösen, die übrigen Zutaten beifügen und zuletzt den Orangensaft unterrühren.

Ein schneller Energiespender ist folgender *Sportlertrunk:*

Drei Eßlöffel Honig mit einem Liter Milch im Mixer verschlagen, nach Wunsch zwei bis drei Teelöffel Blütenpollen und einen Eßlöffel Kakao untermischen.

## Die Heilwirkung des Honigs durch eine Honigkur

Dieses süße, wohlschmeckende Nahrungsmittel besitzt, wie noch zu sehen sein wird, eine bedeutende Heilwirkung. Honig beeinflußt den menschlichen Körper direkt oder indirekt. Einen direkten Einfluß übt er dort aus, wo er mit dem erkrankten Körperteil unmittelbar in Berührung kommt, etwa durch Auflegen auf eine Wunde oder ein Geschwür oder wenn er durch Einnehmen in den Magen und Darm gelangt. Wie schon beschrieben, vernichten die im Honig enthaltenen antibakteriellen Stoffe die an der erkrankten Stelle vorhandenen Krankheitskeime, Honig ist also reinigend.

Die indirekte Wirkung des Honigs besteht darin, daß er den erkrankten Körper kräftigt und dadurch widerstandsfähiger macht. Dem Körper kommt dabei zugute, daß Honig leicht verdaulich ist und die Blutbildung fördert.

Ein altes Sprichwort sagt: Ein Bienenvolk vertreibt zehn Ärzte.

Eine Honigkur ist ein hervorragendes Mittel zur Stabilisierung der Gesundheit, das schon in zahlreichen Fällen half. Man sollte sich genau an die nachstehenden Angaben halten.

 Zehn Wochen lang trinke man dreimal täglich jeweils eine Stunde vor den Mahlzeiten schluckweise eine kleine Tasse Kräutertee. Er soll zu gleichen Teilen aus Kamille, Schafgarbe, Weißdorn und Brennessel bestehen. Für eine kleine Tasse genügt ein halber Teelöffel dieser Mischung im Aufguß.

Diesem Tee fügt man jeweils folgende Honigbeigaben je Tasse zu:

| | | | |
|---|---|---|---|
| 1. Woche | dreimal täglich | einen halben | Teelöffel Honig |
| 2. Woche | ” | einen | ” |
| 3. Woche | ” | eineinhalb | ” |
| 4. bis 7. Woche | ” | zwei | ” |
| 8. Woche | ” | eineinhalb | ” |
| 9. Woche | ” | einen | ” |
| 10. Woche | ” | einen halben | ” |

Die Honigbeigabe erfolgt, wenn der Kräutertee 35 Grad Celsius erreicht hat und nicht mehr heiß ist.

Um eine nachhaltigere Wirkung zu erreichen, kann man die Kur nach drei bis vier Wochen wiederholen. Während der Kur sind Alkohol, Getränke mit Kohlensäure, Sodawasser, Cola, junger Wein, Essigessenzen, scharfe Gewürze und das Rauchen zu meiden. Zuckerkranke dürfen diese Kur nicht durchführen.

Nach den Ergebnissen von Untersuchungen und Forschungen russischer Wissenschaftler kann ein Mensch, unabhängig ob Frau oder Mann, bis zu 170 Jahre alt werden. Daß es bis heute nicht möglich war, dieses Alter zu erreichen, führen die Forscher auf die biologischen Veränderungen zurück, die durch jede Erkrankung, auch die kleinste, eintritt. Jede Erkrankung verkürzt die Lebenserwartung. Gut funktionierende Organe – vor allem Leber, Lunge, Niere, Herz –, ein gesunder Kreislauf und eine gute Verdauung, verbunden mit einer vernünftigen Lebensführung, sind die Voraussetzungen für eine hohe Lebenserwartung.

Im folgenden seien noch weitere Rezepte und Kombinationsmöglichkeiten mit Honig genannt, bei denen gerade die Verbindung zwischen Pflanze und Bienenprodukt die kräftigende und heilende Wirkung unterstreicht.

## Honig in Ginsengextrakt

Die Ginsengwurzel zählt zu den ältesten und wichtigsten Naturheilmitteln der chinesischen Medizin, die Chinesen nannten sie ein Wunderwerk der Unsterblichkeit. Seit etwa zweitausend Jahren ist die Wurzel des echten, wildwachsenden Ginsengstrauchs, der in den Gebirgsschluchten Koreas und in der Mandschurei beheimatet

ist, in ganz Ostasien ein beliebtes und gerühmtes Allheilmittel. Es gibt auch eine nordamerikanische Gin-
sengart, deren Wurzelstock jedoch weniger wertvoll ist.

Einst nur den Herrschern im Fernen Osten vorbehalten und mit Gold aufgewogen, gelangte die gepriesene
Wurzel auch in bürgerliche Hände und mit ihrer Ver-
breitung schließlich auch nach Europa. Die bis zu drei-
hundert Jahre alt werdende Wurzel enthält radioaktive
Substanzen und zahlreiche heilkräftige Wirkstoffe. Der
qualitativ hochwertige rote Ginsengextrakt verbessert bei
älteren Menschen die Merkfähigkeit und die Konzentra-
tion, steigert Auffassungsgabe, Arbeitsfreude und Le-
benslust.

Die Kombination von drei Teelöffeln Blütenpollen
und drei Teelöffeln Honig in Ginsengextrakt stellt in
kurzer Zeit die alte Leistungsfähigkeit wieder her, auch
bei betagteren Menschen. Wer möchte dem natürlichen
Abbau der Kräfte nicht entgegenwirken, vor allem,
wenn er das fünfzigste Lebensjahr überschritten hat?
Der Wunsch, geistig und körperlich länger aktiv und le-
bensfroh zu bleiben, läßt heute immer mehr Menschen
zu naturbelassenen Heil- und Nahrungsmitteln greifen.

Die Heilkraft von Ginseng ist in Tibet, China, Japan
und Korea unbestritten, und man nimmt ihn als Stär-
kungs-, Anregungs- und auch Beruhigungsmittel. In Tibet wird zum Beispiel bei Nervenerkrankungen empfohlen, Ginseng mit Honig zu essen.

Mit wenigen Ausnahmen zeigt der Ginsengextrakt bei
fast allen Krankheiten seine wohltätige Wirkung. Nach
alten Schriften bekamen die Arbeiter, die die Chinesi-
sche Mauer errichteten und damals ohne technische
Hilfsmittel körperlich Unvorstellbares leisten mußten,

zusätzlich zur gewöhnlichen Kost morgens und mittags einen Eßlöffel Honig mit Ginseng, um diese große Leistung zu erbringen.

Die in den Handel gelangenden Ginsengpräparate sind von unterschiedlichem Wert. Qualitätsbeurteilungen erbrachten bei zahlreichen der bei uns angebotenen Präparate nur geringe, kaum meßbare Werte bezüglich der Inhaltsstoffe. Die Produkte stammten von zweijährigen weißen Ginsengwurzeln. Ginsengwurzeln erreichen jedoch erst ihre volle Wirkkraft, wenn sie acht Jahre alt sind und danach geerntet werden. Dies trifft vor allem auf den roten koreanischen Ginseng zu.

Ich beschloß, durch eine Expreßmethode Honig in Ginsengextrakt herzustellen, der effektiver auf den menschlichen Körper wirkt als Honig und Ginseng in getrennter Form. Außerdem verschwindet der unangenehme Ginsenggeschmack in Verbindung mit Honig. Dazu verwende ich einen koreanischen Ginsengextrakt, der unter staatlicher Kontrolle hergestellt wird und dessen Qualität dort von der Regierung garantiert wird.

KONFUZIUS sagte: »Reich ist, wer keine Schulden hat, glücklich ist, wer ohne Krankheit lebt.« Honig in Ginseng verhilft Ihnen dazu.

## Honig in Rote-Bete-Saft

Die rote Bete, eine Unterart der gemeinen Runkelrübe, ist in Mitteleuropa erst seit dem 13. Jahrhundert bekannt. Bald machte sich die Volksmedizin ihre blutverbessernden und die Blutbildung fördernden Eigenschaften zunutze, die man bereits in der Antike kannte. Infolge des medizinischen Fortschritts lehnte man viele frühere Erkenntnisse ab, erst später wurden ehemalige Errungenschaften wiederentdeckt. Im Rahmen der Biochemie gelingt es heute, bekannte und neue Wirkstoffe nachzuweisen. Untersuchungen nach modernsten Methoden bestätigen das Urteil antiker Ärzte über die Heilstoffe der roten Bete. Trotz der biochemischen Analysen nahm sich die heutige Medizin der Heilkraft der roten Bete noch nicht in angemessenem Umfang an.

Wissenschaftler in der UdSSR und in Ungarn stellten fest, daß der Saft der roten Bete eine keimtötende Wirkung besitzt. Außerdem fand man ihm folgende Mineralstoffe: Kalzium, Phosphor, mehrere Salze, Kupfer, Schwefel und Jod sowie einige wichtige metallische Elemente, zum Beispiel Rubidium und Cäsium. Rote-Bete-Saft enthält also alle für den menschlichen Organismus wesentlichen Spurenelemente. Neben Kohlenhydraten, pflanzlichem Eiweiß und pflanzlichem Fett kommen auch die Vitamine A (Karotin), $B_1$, $B_2$ (Riboflavin), C (Askorbinsäure), P und PP, D, K, H (Biotin), Nikotinsäure und andere noch nicht erforschte Verbindungen vor. Der ungarische Arzt und Forscher ALEXANDER FERENCZI entdeckte im Saft der roten Bete überdies einen tumorfeindlichen Heilstoff, das Anthozyan. Er stellte auch fest, daß der im Saft vorhandene rote Farbstoff einen hohen Eisengehalt aufweist, der eine Erneuerung und Aktivierung der roten Blutkörperchen auslöst. Als Sauerstoffspender versorgt ihr Hämoglobin (Blutfarbstoff) die Krebszelle mit neuem Sauerstoff und normalisiert so die Zellatmung. Die Wucherung *kann* sich zurückbilden und das angegriffene Gewebe ausheilen.

Auf diese Erkenntnisse aufbauend, stellte S. SCHMIDT

(Bad Rothenfelde) fest, daß Rote-Bete-Saft ein wertvolles Heilmittel bei Schäden durch Röntgen- und radioaktive Strahlen ist.

Bisher war bekannt, daß Rote-Bete-Saft die Blutbildung fördert, blutreinigend, fiebersenkend und harntreibend wirkt, die Harnsäure löst und die Nerven- und Gehirntätigkeit günstig beeinflußt. Möchte man sich diese Eigenschaften zunutze machen, ist eine ein- bis zweimonatige Kur anzuraten. Die Dosierung beträgt pro Tag einen Viertelliter Saft, den man schluckweise über den Tag verteilt trinkt.

Es gelang auch, den Rote-Bete-Saft gleichsam in den Honig einzubauen. Dazu wurde Rote-Bete-Saft mit Honig angereichert und an die Bienen verfüttert. Nach dem Verdeckeln wurde wieder geschleudert. Die Bienen hatten diesem Saft-Honig-Gemisch durch die erneute Verarbeitung nochmals Fermente und Inhibine zugesetzt und ein noch wertvolleres Produkt bereitet.

## Honig in Wacholderextrakt

Der zu den Zypressengewächsen zählende Wacholderstrauch mit seinen nadelförmigen Blättern und erst grünen, dann blauschwarzen Früchten (Beeren) ist eine vielseitig anwendbare Heilpflanze. Er wurde schon früher zur Entschlackung des Körpers, zur Stoffwechselförderung, bei Magen- und Darmerkrankungen entzündlicher Art, grippösen Erkältungen, Durchfall, Leberleiden, infektiösen Lungenleiden, Gicht, Ischias, Rheumatismus und auch bei Wurmbefall sowie allgemein zur Steigerung der Abwehrkräfte eingesetzt.

Die Heilwirkung geht von dem hauptsächlich in den

Beeren enthaltenen ätherischen Öl aus. Es ist keimtötend und dringt bei Anwendung auf der Haut gut in den Organismus ein. Dies bedeutet einen großen Vorteil bei allen Gelenkerkrankungen, weil die tiefergelegenen Krankheitsherde ebenfalls erreicht werden und schnell abheilen können.

Der Wacholderextrakt, den man mit dem Honig einnimmt, zeigt zum Beispiel bei der Lungentuberkulose, vor allem im Kindesalter, einen erstaunlichen Erfolg, da neben der keimtötenden Wirkung der gesamte Stoffwechsel und die Ausscheidung aller Giftstoffe gefördert werden. Dazu tragen die Heil- und Wirkstoffe des Wacholders bei: der hohe Gehalt an dem bereits erwähnten ätherischen Öl, der Bitterstoff Juniperin, wachsähnliches Fett, Pektin, Pentosen, Traubenzucker, Ameisen- und Essigsäure, Invertzucker, Kalzium, Kalium, essigsaures Mangan und Vitamin C.

Tee von Wacholderbeeren beseitigt nicht nur die Harnsäureablagerungen im Körper, er ist auch ein sehr empfehlenswertes Mittel gegen Wassersucht und chronischen Blasenkatarrh. Ebenso bringt eine Wacholderbeerenkur Erleichterung und sogar Heilung bei migräneartigen Kopfschmerzen, die auf erhöhter Bereitschaft oder Veranlagung zur Harnsäurebildung beruhen.

Durch Vermengen von zehn Gramm Wacholderbeerenextrakt mit fünfhundert Gramm Bienenhonig wird der sonst sehr streng schmeckende Wacholderextrakt geschmacklich abgemildert. So läßt er sich auch sehr gut zu bestimmten Teemischungen verwenden, zum Beispiel in einem Tee zur Entschlackung und Förderung des Stoffwechsels, einem blutreinigenden Frühlingstee oder einem Tee zur Blutkörperchenverbesserung (siehe dort).

## Honig in Knoblauchtinktur

Der ursprünglich aus Zentralasien stammende Knoblauch wurde bereits zu altägyptischer Zeit im Mittelmeerraum angebaut und ist heute in allen warmen
Regionen der Erde als Kulturpflanze verbreitet. Die
Heilkraft dieses vor allem als Gemüse und Gewürz verwendeten Lauchgewächses beruht im wesentlichen auf
drei organischen Stoffen, die im Saft seiner Zwiebel enthalten sind:

○ das ätherische schwefelige Öl mit dem bekannten Geruch,
○ eine pflanzlich gebundene Jodverbindung in größerer
  Menge,
○ eine organische Kieselsäure.

Diese drei Inhaltsstoffe finden sich in der Zwiebel in so
konzentrierter Form, daß sie nur heilend wirken, wenn
sie in kleinen Mengen und verdünnt genommen werden.
In kleinen Gaben haben sie eine erhöhte Durchblutung
aller Schleimhäute und eine erhöhte Tätigkeit der Verdauungsorgane zur Folge. Durch die vermehrte Durchblutung werden Magen, Darm und Blut entgiftet, gleichzeitig wird eine ungenügende Leber- und Gallentätigkeit
normalisiert.

In größeren und unverdünnten Mengen eingenommen, sind die Inhaltsstoffe so stark, daß sie die Schleimhäute reizen und Entzündungen hervorrufen.

Der Knoblauch ist nicht nur ein Vorbeugungsmittel,
sondern er vermag auch infektiöse Darmerkrankungen
zum Abheilen zu bringen. Fäulnisvorgänge im Darm
können viele Beschwerden und Leiden auslösen, und es

entstehen Giftstoffe, die ins Blut übergehen und den Blutkreislauf stören. Eine solche Störung äußert sich in einer krankhaften Blutdrucksteigerung, die die Herztätigkeit beeinträchtigt, und in Arterienverkalkung. Die erwähnte Entgiftung des Magen-Darm-Bereiches und des Blutes erleichtert die Herztätigkeit und normalisiert sie, der Puls erfährt eine Verlangsamung, und die bessere Durchblutung des Herzmuskels bringt ihm wieder Stärkung und Genesung. Das Abklingen aller damit zusammenhängenden Beschwerden, wie Kopfschmerzen, Schwindel, Reizbarkeit, Depressionen und Schlaflosigkeit, ist die Folge. Nach neuesten Erkenntnissen wirkt Knoblauch sogar bei Erkrankungen der Atmungsorgane: Bei Bronchitis mit zähem, bereits eitrigem Schleim stellte man deutliche Heilerfolge fest.

Neben seinem günstigen Einfluß auf Darm, Herz und Lunge kennt die Naturheilkunde auch seine Heilkraft bei blutunterlaufenen Stoßverletzungen, schlecht heilenden Wunden und eitrigen oder bösartigen Geschwüren. Ein mit einer Mischung aus Honig und Knoblauchtinktur getränkter Wattebausch wird täglich mehrmals auf die erkrankte Stelle gelegt.

*Knoblauchtinktur* läßt sich folgendermaßen herstellen: 250 Gramm Knoblauchzwiebeln werden geschnitten und in einem Liter Branntwein 14 Tage bei 40 Grad Wärme stehen gelassen. Den Flascheninhalt täglich mehrmals durchschütteln. Nach 14 Tagen seiht man die Flüssigkeit ab. Ein Zusatz von zehnprozentigem Pfefferminzgeist verringert den Knoblauchgeruch und -geschmack.

Honig in Knoblauchtinktur ist ein bewährtes Mittel bei Schlaflosigkeit (Rezept siehe dort).

Die Aufzählung von Anwendungsmöglichkeiten ließe sich noch fortführen, doch möchte ich abschließend einige Anmerkungen zum Honig anfügen, die für seine volle Wirkungsentfaltung sprechen.

Wie bereits erwähnt, verliert Honig durch Aufkochen oder Erhitzung seine Heilkraft völlig, denn die hohen Temperaturen zerstören die hitzeempfindlichen Vitamine und Fermente. Es verflüchtigen sich die ätherischen Öle, die Ameisensäure und die Duftstoffe. Über 45 Grad Celsius erwärmter Honig ist nur ein Genußmittel, aber kein Heilmittel. Möchte man zum Beispiel fest gewordenen Honig wieder verflüssigen, so geschehe dies nur unter vorsichtigem Erwärmen (nicht über 40 Grad) im Wasserbad. Besser ist es jedoch, jedes Erwärmen zu vermeiden und den Honig nach Möglichkeit in seiner jeweiligen Konsistenz zu verwenden.

In manchen Fällen kommt es vor, daß nach dem Verzehr von Honig Magenbeschwerden auftreten. Sie mögen auf verschiedene Ursachen zurückzuführen sein. Entweder liegen sie darin, daß der Honig nicht schonend und naturbelassen gewonnen wurde, oder es handelt sich um eine Honigverfälschung.

Eine wichtige Voraussetzung für jede Honiggewinnung ist, daß der Honig seine volle Reife erreicht hat. Hier wird vielfach gesündigt und der Honig vor seinem Reifeprozeß gewonnen. Zu früh entnommener Honig verliert seinen Duft, beginnt zu gären, wird sauer und verdirbt schließlich. Vor Honigverfälschungen schützt man sich natürlich leichter, wenn man seinen Honig nur von persönlich bekannten Imkern bezieht.

Es mag auch sein, daß unverdünnt genommener Honig zu konzentriert ist und die Magenwände reizt. Dem ist abzuhelfen, indem man den Honig in einer Flüssigkeit auflöst. Überdies ist es möglich, daß eine besondere Empfindlichkeit gegenüber einem oder mehreren Inhaltsstoffen eine Störung hervorruft.

Solche Unverträglichkeiten sind jedoch selten. Treten sie auf, ohne daß sie auf eine unsachgemäße Honiggewinnung zurückgehen, hilft eine ärztliche Beratung.

## Pollen – der Vitamin- und Eiweißlieferant

Seit mehreren Jahren befassen sich Ärzte und Ernährungswissenschaftler mit den Nährstoffen und Heilwerten des Pollens. Seine Bedeutung kannten aber bereits die Wikinger, die auf ihren Seereisen viel Blütenpollen in Honig verzehrten, um gesund zu bleiben.

Pollen besteht, wie schon vermerkt, zu etwa einem Viertel aus Eiweiß und liefert so viele für den Menschen lebensnotwendige Aminosäuren, also Eiweißbausteine, daß etwa 30 Gramm Pollen pro Tag ausreichen, um den Bedarf an Amionsäuren zu erfüllen. Für eine längere Anwendung wäre eine solche Menge sogar zu intensiv, so daß man sie auf etwa 20 Gramm herabsetzen sollte. Dann bedeutet der Pollen eine wertvolle Unterstützung des menschlichen Eiweißhaushalts.

Aber auch die Mineralstoffe und vor allem die zahlreichen Vitamine fördern die Gesundheit und helfen, den Organismus vor Mangelerscheinungen zu schützen. Diese Wirkung entfalten die Vitamine A, $B_1$, $B_2$, $B_3$, $B_5$ bis $B_9$ (das die Blutzellbildung günstig beeinflußt) und das Vitamin C im Pollen. Sie sind unter anderem für gesunde Schleimhäute und verschiedene Stoffwechselvorgänge nötig. Über den tatsächlichen Mengenanteil der Vitamine im Pollen sind sich die Forscher nicht einig. Manche erachten den Vitamingehalt für zu gering, um als Ersatz für andere Vitaminspender, wie Obst, Gemüse und ähnliches, gelten zu dürfen. Es herrscht jedoch Übereinstimmung darin, daß Pollen allgemein eine wirkungsvolle Ergänzung der täglichen Nahrung darstellt. In der Diätetik wird er ebenfalls sehr geschätzt.

Zur Gewinnung wird der Pollen in einer Pollenfalle gesammelt – die Bienen müssen so kleine Durchschlupflöcher passieren, daß die Pollenhöschen dabei abgestreift werden und sich in einem mit Drahtgitter bedeckten Trog sammeln. Danach wird er gereinigt und üblicherweise bei 35 Grad getrocknet. Dies kann an einem dunklen, luftigen Ort oder in einem Trockner geschehen. Gut getrockneter Pollen hält sich, luftdicht abgeschlossen, über ein Jahr im Kühlschrank; frische Pollenhöschen müssen sogleich verzehrt werden. Ein sofortiges Trocknen ist wesentlich, da jede noch so geringe Feuchtigkeit die Schimmelbildung fördert, durch die der Pollen wertlos, ja sogar giftig wird.

In meinem Imkereibetrieb wird der Pollen von gesunden Bienenvölkern nach der Reinigung in einem Trockenschrank bei 35 Grad Celsius getrocknet. Das ist die Temperatur, die im Sommer im Bienestock herrscht. Ich bin der Meinung, daß nam die im Brutnest bestehende Temperatur nicht überschreiten sollte, um die natürlichen wertvollen Inhaltsstoffe des Pollens nicht durch Wärmeeinflüsse zu zerstören. Denn damit wäre die therapeutische und ernährungsphysiologische Wirkung sehr beeinträchtigt beziehungsweise ganz aufgehoben.

Eine zweite Möglichkeit, den Pollen haltbar zu machen, ist das Tiefgefrieren. Doch hat es sich erwiesen, daß tiefgefrorener Pollen seinen Nähr- und Wirkstoffgehalt schneller einbüßt als getrockneter.

Schonend und leicht verdaulich ist die Aufnahme von pulverisiertem oder in einer Flüssigkeit aufgelöstem Pollen.

Um Schädlingsbefall oder -bildung auszuschließen, hat es sich bewährt, den Pollen für einen Tag in der Kühltruhe tiefzugefrieren. Die dort herrschende niedrige Temperatur tötet Wachsmotten und deren Eier. Danach läßt sich am besten in einem luftdicht schließenden und vor Licht schützenden Gefäß bei Zimmertemperatur aufbewahren.

Frisch getrockneter Pollen hält sich zwar mindestens zwei Jahre, verliert aber durch die Lagerung an Gehalt. Legt man auf seine volle Wirkungskraft Wert, ist ein möglichst baldiger Verbrauch anzuraten.

*Anwendung:* Die Dosierung des Pollens sollte individuell angepaßt werden. Personen, die sehr empfindlich reagieren, können auch mit kleinen Dosen von zwei bis vier Gramm gute Ergebnisse erziehlen.

*Stoßdosierung* für Erwachsene oder bei zwingender Indikation: 30 bis 40 Gramm täglich.

*Erhaltungsdosis* für Gesunde: 15 bis 20 Gramm täglich.

*Dosis bei Kindern* (sechs bis vierzehn Jahre): 10 bis 15 Gramm täglich.

Ärztliche Beratung, vor allem bei Kindern, ist zu empfehlen. Der Arzt wird die Dauer der Einnahme festlegen und eine eventuelle Pollenallergie berücksichtigen.

Pollen darf keinesfalls über 40 Grad erhitzt werden, dies würde nahezu alle Wirkstoffe zerstören. Das ist zu bedenken, wenn man Pollen in einer Flüssigkeit auflöst.

Die Wirkungszeit des Pollens und die erforderliche Einnahmedauer sind sehr unterschiedlich, sie hängen von den vorliegenden Störungen, dem gewünschten Erfolg und der Dosierung ab.

Viele Befürworter des Pollens genießen ihn, wie ich auch, zur Vorbeugung oder als Heilkur schon jahrelang ohne unerwünschte Reaktion, und die Verträglichkeit ist ausgezeichnet.

Ein Hinweis: Damit die wertvollen Stoffe im Pollen ganz wirksam werden können, sollte man beim Verzehr darauf achten, daß er gut eingespeichelt wird.

Pollen nimmt man morgens zum Frühstück. Eine Anregung, wie man ihm nach Belieben verschiedene Geschmacksrichtungen geben kann, bietet folgendes Rezept:

 Man vermische die festgelegte Menge Pollenkörner mit Marmelade, Joghurt, Haferflocken oder Quark (oder auch mit allen vier Zutaten) und kann noch ein bis zwei Teelöffel Honig hinzufügen.

Während einer Schwangerschaft darf man Pollen ohne Bedenken zu sich nehmen, er ergänzt vielfach eine fehlerhafte Ernährung. Personen mit einem empfindlichen Magen sollten die Dosen herabsetzen und den Pollen zehn Minuten vor dem Mittagessen nehmen.

Pollenkauf ist Vertrauenssache. Es ist wichtig, darauf zu achten, daß der Pollen von guter Qualität ist. Er sollte aus der heimischen Flora stammen. Die besten Eigenschaften besitzt ein guter Mischpollen. Er ist ohne weiteres in die Liste der natürlichen Heilmittel einzuordnen. Denn er liefert alles, was der menschliche Organismus braucht.

Meine Frau und ich nehmen selbst bereits über zwölf Jahre regelmäßig eine Mischung aus 30 Gramm Pollen, 50 Gramm Haferflocken, einem Becher Joghurt und zwei Teelöffeln Honig, der mit Gelée royale angereichert ist. Darunter rühren wir noch zwei geriebene Äpfel. In diesen zwölf Jahren blieben Erkältungskrankheiten für uns so gut wie unbekannt.

Die Aufnahme des Pollens in die Therapie und die medizinische Praxis ist einem besonderen Umstand zu verdanken. Bei einer statistischen Untersuchung von Personen, die das hundertste Lebensjahr überschritten hatten, stellte ZIZIN 1964 in der Sowjetunion fest, daß der größte Teil dieser hochbetagten Menschen Imker waren und täglich Pollen und Honig gegessen hatten.

Wie schon beschrieben, befinden sich im Pollen alle Nährstoffe, die der Körper braucht. Pollen beeinflußt alle chemischen, physischen und psychischen Abläufe im menschlichen Körper günstig, fördert alle Lebensprozesse, zu denen nicht zuletzt die Aktivierung des Immunsystems gehört. Laboruntersuchungen erbrachten den Nachweis, daß sich im Pollen über 50 Substanzen befinden, die aktiven Einfluß auf die Lebensvorgänge ausüben und ein sehr breites Wirkungsspektrum bei der Behandlung verschiedener Leiden oder Unterfunktionen des menschlichen Organismus besitzen. Die therapeutische Qualität des Pollens hängt jedoch, wie schon erwähnt, von seiner Herkunft ab, also von der Blütenart und ihren Inhaltsstoffen.

Im Gegensatz zur optimistischen Haltung der Ärzte in osteuropäischen Staaten verhält sich die Mehrzahl westlicher Ärzte skeptisch. Hier muß noch eine verstärkte Aufklärung erfolgen.

Ohne die moderne Humanmedizin und ihre hohen wissenschaftlichen Leistungen wäre unser Gesundheitswesen heute nicht mehr denkbar. Wünschenswert bleibt aber die Gleichberechtigung der angewandten Mittel, seien sie nun *api*therapeutisch, mit Bienenheilmitteln, oder *chemo*therapeutisch. Denn Bienenprodukte zur Unterstützung der modernen Therapie zu verabreichen, würde sicherlich eine Behandlungshilfe bedeuten.

## Gelée royale – Jungbrunnen für die Körperzellen

Mit der Entschlüsselung des Rätsels *Gelée royale* haben Wissenschaftler, vor allem in den Vereinigten Staaten, in den vergangenen Jahren begonnen. Sie führten Untersuchungen durch, um die Reaktion des menschlichen Organismus auf Gelée royale zu prüfen. Es ergab sich, daß eine tägliche durchschnittliche Dosis von 200 bis 300 Milligramm vollkommen unschädlich ist, und daß Gelée royale tatsächlich verschiedene energetische Eigenschaften besitzt. Viele Test von erfahrenen Sachverständigen (vor allem in den osteuropäischen Staaten), die experimentelle Untersuchungen an Mensch und Tier durchführten, bewiesen, daß die Sauerstoffaufnahme des Gewebes und der Stoffwechsel durch Gaben von Gelée royale stark verbessert, die Vitalität erhöht und die Gemütsverfassung stimuliert wurden.

Die Inhaltsstoffe des Gelée royale sind für den Stoffwechsel im Bereich der Zellen und deren Erneuerung also von wesentlicher Bedeutung. Experimentelle Forschungen und klinische Untersuchungen haben dazu beigetragen, viele, aber noch nicht alle Rätsel dieses

Naturmittels zu lösen. Das verstärkte Interesse daran schlägt sich in einer intensiveren Beschäftigung mit Gelée royale nieder. Heute befassen sich zahlreiche Institutionen in der UdSSR, in Ungarn, Rumänien, Jugoslawien, Polen, aber auch Belgien, Frankreich, Italien und den USA mit seiner Zusammensetzung und möglichen Heilwirkung. In jüngerer Zeit fanden Forscher im Gelée royale außer den bedeutenden freien Aminosäuren noch mikrometallhaltige Elemente und mehrere ungesättigte Fettsäuren, vor allem die überaus interessanten zehn Hydroxydecensäuren. Mitarbeiter eines kanadischen Institutes wiesen nach, daß diese ungesättigten Fettsäuren sich in Tierversuchen hemmend auf die Zellwucherung (Tumore) auswirkten.

Außerdem wurden im Gelée royale Stoffe entdeckt, die als Sauerstoffträger in die Lebensvorgänge eingreifen. Forscher in Argentinien berichteten über gute Erfolge bei Arteriosklerose, Anämien und Drüsenstörungen. In der UdSSR stellten Wissenschaftler beim Verabreichen von Gelée royale eine Verbesserung der Immunität gegen Krankheiten fest – ein deutliches Zeichen für die antibiotischen Eigenschaften des Gelée royale.

In einer großstädtischen Klinik in Jugoslawien wurden Frauen, deren Hormonproduktion bereits teilweise ausgesetzt hatte und die sehr unter klimakterischen Beschwerden litten, erfolgreich mit Gelée royale behandelt.

Bemerkenswert ist, daß schon wenige tausendstel Gramm Gelée royale eine bestimmte Wirkung entfalten können, die sich auf die Erneuerung verbrauchter Zellen des Organismus richtet. Gelée royale ist besonders reich an Vitaminen der B-Gruppe, und vom Vitamin $B_{12}$ genügt schon ein kleiner Anteil von einem millionstel

Gramm pro Tag, damit eine normale Neubildung der roten Blutkörperchen im Knochenmark stattfindet.

Darüber hinaus kann Gelée royale kraft seiner Gesamtzusammensetzung dem Organismus möglicherweise fehlende Grundstoffe zuführen, um unzulängliche Organleistungen zu verbessern und mangelhafte Stoffwechselvorgänge günstig zu beeinflussen oder wiederherzustellen.

Gelée royale ist zwar kein Allheilmittel, stellt aber dennoch in vielen Fällen eine wirksame Therapie dar. Besonders gute Resultate wurden damit bei Kindern und alten Menschen erzielt. Beim gesunden Menschen erhöht Gelée royale die Widerstandskraft gegenüber körperlicher und geistiger Belastung und gegenüber Aggressionen.

Zusammenfassend läßt sich dem Gelée royale eine auf alle Erneuerungsprozesse stimulierende Wirkung zuordnen. Der Alterungsprozeß beruht letztlich darauf, daß alle Zellen und besonders Zellen der innersekretorischen Drüsen sich immer langsamer regenerieren, also erneuern. Alles, was wir durch unsere Nahrung zu einer Steigerung der Drüsenfunktionen im fortgeschrittenen Alter tun können, hemmt zugleich das biologische Altern.

Beim Kauf von Gelée royale, das zum Genuß meist mit Honig vermischt angeboten wird, ist darauf zu achten, welche Menge von natürlich gewonnenem Gelée royale der Honig enthält. Um die Tagesdosis der unteren Grenze zu erreichen, müssen in 500 Gramm Honig eineinhalb bis zwei Gramm Gelée royale enthalten sein.

 Eine Kur mit Gelée royale sollte sich auf acht bis zehn Wochen erstrecken und sich alle sechs Monate wiederholen. Ich empfehle die Einnahme von zweimal täglich ein bis zwei Teelöffeln Honig mit Gelée-royale in lauwarmem Kräutertee (Vorsicht: nur bei 35 Grad oder besser noch darunter einrühren).

Gelée royale wird auch Tabletten und Salben beigegeben, ich ziehe jedoch die Darreichung in Honig vor. Möchte man es so oder unvermischt einnehmen, ist auf eine sachgerechte Aufbewahrung zu achten. Gelée royale muß vor Feuchtigkeit, Licht und Luft geschützt sein und sollte eher kühl (bei etwa fünf bis sieben Grad Celsius) stehen. In einem gleichmäßig temperierten Kühlschrank hält es sich nahezu ein Jahr.

## Propolis gegen Entzündungen

Die Kenntnis, die der Mensch über Propolis besitzt, reicht nicht ganz so weit zurück wie sein Wissen um den Wert des Honigs. Forscher fanden heraus, daß die Priester des alten Ägypten bereits einige Jahrtausende vor unserer Zeit Propolis benutzten, unter anderem als Leichenbalsam. Auch die Ärzte der Griechen stellten eine Salbe aus Propolis her, um sie für Wunden und manche Erkrankungen zu verwenden. So war der griechische Arzt und Pharmakologe des ersten nachchristlichen Jahrhunderts DIOSKURIDES der Ansicht, Propolis ziehe Stacheln und anderes aus dem Fleisch, reduziere Schwellungen und erweiche Hautverhärtungen. Außerdem lindere sie Nervenschmerzen und heile oft für unheilbar gehaltene Geschwüre, Abszesse und Furunkel.

Ich selbst wurde unter anderem durch die Schriften von LUND AAGAARD und seine erfrischenden Darstellungen der Heilerfolge mit Propolis aufmerksam. Was er berichtet, nahm ich zunächst mit großer Skepsis auf. So schildert er, wie er selbst bei einer fiebrigen Erkrankung bei einer Temperatur von 40,6 Grad Celsius mit Propolis einen spontanen Heilerfolg erzielte. Bei meiner letzten Grippeerkrankung vor acht Jahren konnte ich den gleichen spontanen Heilerfolg erleben. Und seit dieser Zeit gibt es in meiner Familie weder Grippe noch Schnupfen. Auch die Bindehautentzündung des Auges kann mit Propolistropfen wirksam behoben werden. Die Heilung von entzündlichen Prozessen läßt sich unter anderem auf die Bakterien und Viren tötenden antibiotischen Stoffe in der Propolis zurückführen.

Gegen Ende der sechziger Jahre fand der amerikanische Mikrobiologe LINDENFELSER heraus, daß Propolis das Wachstum eines breiten Spektrums von Bakterien und pilzlichen Mikroorganismen hemmt. Ab Mitte der siebziger Jahre erschienen in Osteuropa Veröffentlichungen über antivirale Effekte von Propolis, insbesondere gegen Herpesviren. In der Landesanstalt für Bienenzucht in Celle entdeckte B. KÖNIG in der Propolis von Pappelknospen einen bisher unbekannten Naturstoff, eine Verbindung, die einen entscheidenden Teil der antiviralen Substanz in der Propolis ausmacht. Auch andere Verbindungen, wie Zimtsäurederivate, selbst Kaffeesäure und verschiedene Flavone in der Propolis wirken hemmend beziehungsweise tötend auf Bakterien und Pilze. Man stellte fest, daß Kaffeesäureverbindungen eine Bindung des Virus an die Wirtszelle weitgehend verhindern können. Dadurch vermag es nicht mehr in sie einzudringen und sie für seine Bedürfnisse umzusteuern, was aber die Voraussetzung für die Virusvermehrung und damit für die Krankheitserscheinung ist. Statt Eiweiß und Erbsubstanz einer gesunden Zelle werden dann solche des Virus hergestellt. Die von den Viren umfunktionierten Wirtszellen erzeugen nun andere, körperfeindliche Eiweiße, die toxisch wirken. Die veränderte Erbsubstanz kann ebenfalls zu einem unkontrollierten Viruswachstum führen.

Sollte sich bei weiteren Forschungen herausstellen, daß Propolis beziehungsweise deren Substanzen bei Befall von Zellen durch Viren *störend* eingreifen, ja vielleicht sogar zwischen Syntheseprozessen von Wirtszell- und Virusmaterial unterscheiden können, so wäre dies für die medizinische Wissenschaft und deren Grundlagenforschung von großer Bedeutung.

## Verschiedene Untersuchungen zur Wirkung von Propolis

Slowakische Forscher testeten Propolissalbe an 18 Arten von Hautpilzen und stellten fest, daß Propolis bei allen Arten wirksam war. Der polnische Professor STANISLAV SCHELLER untersuchte die Wirkung von Propolis bei der sehr lästigen Scheidenentzündung. Auch hier wirkte Propolis hervorragend.

Die Bedenken, daß durch Gewöhnung resistente Bakterienstämme entstünden, bewahrheiteten sich nicht, und nur drei Prozent der Patienten bekamen Allergien von den in der Propolis enthaltenen Pollen. Setzt man die Einnahme von Propolis in solchen Fällen ab, hören auch die Beschwerden sofort wieder auf.

An der Universität Sarajewo hatte man Erfolg bei der Erkrankung an Herpes, einem lästigen Bläschenausschlag vor allem im Mundbereich. Die gleichen Viren, die Herpes auslösen, verursachen auch die Gürtelrose. Ein Arzt, der sich mit Ganzheitsmedizin befaßt, weiß, daß der Erreger einen entsprechenden Boden vorfinden muß, um sich entwickeln zu können. Um den Erreger zu bekämpfen, muß man den Boden für ihn unverträglich machen, und das erreicht man gut mit Propolissalbe. Die Wiener Ärztin EDITH LAUDA behandelte Akne mit Propolissalbe von außen und mit Propolistinktur von innen. Nach wenigen Wochen waren ihre Aknepatienten geheilt.

Man kann Propolis also äußerlich und innerlich anwenden, aber auch beides gleichzeitig.

Ein Bericht aus der UdSSR von L. N. DANILOW, S. ALEXANDROW, T. WACHNINA und S. E. PALMBACHA informiert über Untersuchungen von 1965 mit Propolisproben aus zehn verschiedenen Regionen der Sowjetunion. Man prüfte die Wirkung von Propolissalbe auf die Pyodermie-Leiden, also durch Eitererreger verursachte Hauterkrankungen (Furunkel, Karbunkel und Abszesse). Propolis besaß ausgeprägte bakterielle Eigenschaften und überschritt in einigen Fällen den Aktivitätsgrad der vergleichsweise verabreichten Antibiotika. Propolis erhöhte auch die allgemeine Widerstandskraft des Organismus gegenüber bestimmten Mikroben.

Die Einnahme von Antibiotika und Sulfonamiden über längere Zeit verursacht oftmals das Auftreten resistent gewordener Mikroorganismen. Diese Tatsache veranlaßte die Forschungsinstitute in der Sowjetunion, nach neuen Arzneimitteln zu suchen, die in Stärke und Wirkungsbereich den schon bestehenden nicht unterlagen. Versuche deuteten auf die antibiotische Wirkung der Propolis bei der Mehrzahl der getesteten Mikroorganismen hin, hauptsächlich bei grampositiven Mikrokokken, einigen Schimmelspezies und einigen Hefespezies.

Die Experimente mit Propolis bewiesen deren wirkungsvolle Anwendungsmöglichkeit in der Humanmedizin, etwa bei Erkrankungen der Mundhöhle, des Hals-Nasen-Ohren-Bereichs, bei Hautkrankheiten und Frauenleiden. Weitere Anwendungsgebiete werden erforscht. Als von großer praktischer Bedeutung erwies sich die Untersuchung des Einflusses von Propolis auf die Mikroflora des Magens und des Darms. Eine intensivere und vielseitige Erforschung der verschiedenen Eigenschaften von Propolis kann neue Voraussetzungen für die Verwendung als Rohstoff bei der Herstellung natürlicher Arzneimittel schaffen.

Weil Propolis diverse Mikroorganismen zerstört, Schmerzen und Entzündungen lindert, wird sie in Rußland und auch in den anderen Ostblockländern bereits als Heilmittel verwendet. Dort werden mit Propolis Katarrhe der Atemwege, Grippe, Sinusitis (Nebenhöhlenentzündung), Laryngitis (Kehlkopfentzündung), Bronchitis, Bronchialasthma und Lungentuberkulose behandelt. Dies sind Krankheiten, an denen nahezu die Hälfte der Bevölkerung unserer Erde leidet.

In Moskau stellten die Forscher weiterhin fest, daß Propolis nicht nur äußere eitrige Wunden heilt, sondern auch Verletzungen der inneren Organe, denn Propolis zerstört zahlreiche schädliche Körpergifte.

## Darreichungsformen der Propolis

An dieser Stelle darf ich darauf hinweisen, daß viele Behandlungen auf der Basis von Propolis ärztliche Technik und auch Überprüfung erfordern. Es empfiehlt sich deshalb, im Erkrankungsfall nichts ohne den Rat und Beistand des behandelnden Arztes zu unternehmen.

Wegen der Fremdstoffe, die Propolis enthält, sollte man es nicht im Rohzustand verwenden, sondern nur veredelt. Propolis wird in vier Formen angeboten:

○ als Granulat,
○ als Pulver,
○ als alkoholhaltige Lösung,
○ in Salbenform.

*Granulat* erweist sich bei der Erkrankung der Atemwege als günstig,da es sich kauen läßt. *Pulver* eignet sich gut bei Entzündungskrankheiten, ebenso wenn sie mit Fieber verbunden sind. Mit Hilfe einer Filtertüte bereitet man aus dem Pulver einen Aufguß.

Die *alkoholhaltige Lösung* ist für alle Indikationen zu bevorzugen, deren Heilung von innen her in Gang gesetzt werden soll.

Zur äußerlichen Anwendung, etwa bei Wunden, Tennisarm, Strahlenschäden, Pilzerkrankungen, Herpes, Gelenkschwellungen, Bandscheibenschmerzen, Geschwülsten, Hautleiden, leichten Verbrennungen und anderem, nimmt man Propolis in *Salbenform*.

Zusammenfassend läßt sich über Propolis feststellen:

1. Die Propolis eignet sich ganz besonders für natürliche Behandlungsmethoden.
2. Sie wird auf völlig natürliche Weise gewonnen. Auch bei der Zubereitung in Salbe oder Tinktur wird ihren Inhaltsstoffen nicht entzogen oder hinzugesetzt.
3. Propolis ist nicht toxisch und bei Anwendung nach

fachlichem Rat und entsprechender Dosierung völlig unschädlich.

4. Sie wird, bis auf wenige Ausnahmen (Pollenallergie), gut vertragen.

5. Propolis kann ohne Einschränkung mit einer vom Arzt verordneten Therapie kombiniert werden.

6. Durch ihre verschiedenen Darreichungsformen, die sich auf jeden einzelnen Fall abstimmen lassen, ist Propolis unkompliziert in der Anwendung.

7. Propolis aktiviert und stärkt den Abwehrmechanismus des Körpers.

Aufgrund all dieser Vorteile verdient die Propolis einen entsprechenden Platz in der Reihe der naturbelassenen Heilmittel.

## Verwendung von Honig, Gelée royale, Pollen und Propolis in der Heilkosmetik

Die Heilkosmetik hat eine gesunde und schöne Haut zum Ziel. Schon KLEOPATRA, so fand man heraus, benutzte eine Hautcreme, deren Zusammenstellung auch Bienenhonig, Gelée royale und Pollen enthielt. Der Einsatz von Bienenprodukten für die Schönheitspflege hat nichts an Aktualität verloren. Davon geben zahlreiche Kosmetikpräparate Zeugnis: Gelée-royale-Creme, Pollen-Nährcreme, Propolis-Creme, Gelée-royale-Regenerationscreme und -Faltencreme und viele andere. Die meisten Rezepturen sind Betriebsgeheimnis der Herstellerfirma.

Trotz der hilfreichen Wirkung der einzelnen Komponenten ist aber nicht jedes Produkt für jeden Hauttyp geeignet. Für den Erfolg ist es deshalb wesentlich, darauf zu achten, daß das Präparat optimal auf die Haut abgestimmt ist. Denn der Zweck einer guten Heilkosmetik sollte nicht die Schönheit um der Schönheit willen sein, sondern die Absicht sollte die Schönheit im Einklang mit der Gesundheit des Menschen sein.

Nach dem vierzigsten Lebensjahr verliert unsere Haut die Fähigkeit, Feuchtigkeit zu speichern, und das Erlöschen der Talgdrüsenfunktionen führt ebenfalls dazu, daß die Haut trocken und faltig wird. Man kann diesen physiologischen Alterungsprozeß durch den Gebrauch von Bienenkosmetika nicht aufhalten, aber verlangsamen und so hinauszögern.

Frauen, die zur Bienenkosmetik greifen, wird zu einer vernünftigen Ernährung (und zu Verzicht auf Alkohol und Nikotin) geraten, die reich an Vitaminen und Mineralstoffen ist. Denn nur im Zusammenspiel mit dieser Maßnahme kann die Bienenkosmetik ihre sichtbare und spürbare Wirksamkeit erweisen.

Die folgende aus hochwertigen pflanzlichen und tierischen Bestandteilen zusammengesetzte Creme können Sie auch selbst herstellen.

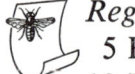 *Regenerationscreme*
  5 Prozent Gelée royale
10 Prozent Bienenwachs
20 Prozent Propolissalbe
  5 Prozent Vanilleextrakt
10 Prozent Weizenkeimöl
  5 Prozent Allantoin
10 Prozent Lecithin
  2 Prozent Latschenkiefernöl

2 Prozent Lärchenterpentin
5 Prozent Murmeltierfett
Rest ist Lanolin

Alle Zutaten gut miteinander vermengen, so daß eine geschmeidige Masse entsteht, und die Creme am besten im Kühlschrank (bei fünf bis sieben Grad) aufbewahren.

## Vielseitig nutzbares Bienenwachs

Dem griechischen Geschichtsschreiber HERODOT (um 490 bis 430 v. Chr.) zufolge pflegten Perser und Skythen den Leichnam eines Verstorbenen in Wachs einzubalsamieren. In Afrika gebrauchten Frauen von Eingeborenenstämmen Wachs, um einer kunstvoll und hoch aufgebauten Haartracht Stabilität zu verleihen. In unserem Kulturkreis besaß das Bienenwachs seit früher Zeit Bedeutung als Beleuchtungsmittel und Siegelmaterial. Wachskerzen blieben allgemein nur festlichen Anlässen vorbehalten. Mit ihnen verband sich im kirchlichen Bereich auch eine tiefe Achtung vor der Biene.

Auf dem Gebiet der Heilkunde bildet das Bienenwachs die Grundlage für Salben und Pflaster. Dazu ist es durch seine keimtötenden Inhaltsstoffe besonders geeignet.

Bienenwachs sorgt nicht nur für eine weiche und geschmeidige Haut (wie dies auch EDMUND HEROLD angibt), sondern wirkt erleichternd und entzündungshemmend bei manchen Erkrankungen der Atemwege. Besonders beliebt ist es in Form des Wabenhonigs, der  sich bei der Behandlung von Stirnhöhlenentzündung und Asthma bewährt hat: Eine Woche lang nimmt man drei- bis viermal täglich je einen Teelöffel Wabenhonig

und kaut ihn zwanzig Minuten. Das unverdauliche
Wachs wird ausgespuckt.

Dem Bienenwachs wird auch eine antiallergische Wirkung nachgesagt. Die eben genannte Kur, einen Monat
vor Beginn der Blütezeit, also des mutmaßlichen Auftretens von Heuschnupfen oder Heufieber, durchgeführt,
hat sich als gutes Vorbeugungsmittel dagegen erwiesen.

## Bienengift für therapeutische Maßnahmen

Die Ägypter und Babylonier kannten zwar die Zusammensetzung des Bienengifts noch nicht, gehörten aber
wohl zu den ersten, die es zur Heilung verschiedener Erkrankungen medizinisch anwendeten. Ehe man in der
Lage war, Bienengift isoliert zu gewinnen, bedeutete eine
Behandlung durch die notwendigen Stiche von Bienen
eine schmerzhafte und bei schwacher Konstitution oder
Allergie nicht immer ungefährliche Angelegenheit.

Die Wirkungen des Gifts nach einem Bienenstich sind
unterschiedlich. Allgemein hat der Stich eine örtliche
Rötung und Schwellung zur Folge, die in wenigen Tagen
abklingen. Manche Menschen reagieren stärker darauf,
es kommt zu Nesselsucht, Schweißausbrüchen, Atemnot
oder Ohnmachtsanfällen. Bei Herzschwäche kann ein
Bienenstich sogar zu Herzattacken führen. Auch Todes-
fälle wurden bekannt, diese seltene Reaktion beruht in
der Regel jedoch auf einem bereits geschwächten Organismus, entsprechenden Funktionsstörungen oder einer
starken allergischen Reaktion durch überhöhte Reiz-
empfindlichkeit.

Bedenklich ist ein Stich in die Zunge, denn hier kann

eine Schwellung zu Erstickung führen. EDMUND HE-
ROLD empfiehlt das Hausmittel, sofort einen vollen Löf-
fel Salz im Mund zergehen zu lassen, denn es löst des
Gift aus der Schleimhaut. Doch ist in jedem Fall der
Gang zum Arzt zu raten.

Imker, im Laufe ihrer Tätigkeit an Bienenstiche gewöhnt, können gegen Bienengift immun werden. Häufig
scheint es bei ihnen zu einer allgemeinen Steigerung der
Abwehrkräfte beizutragen.

Es wird gewonnen, indem man Bienen in eine Unter-
lage stechen läßt. In den Handel gelangt Bienengift in
Form von Injetkionen, Salben und Einreibemitteln.

Bienengift wirkt gefäßerweiternd, regt die Durchblutung der Gewebe an und fördert die körpereigene Korti-
sonbildung. Unter seinem Einfluß vermehren sich die
weißen Blutkörperchen und die Immunglobuline (Antikörper), die Krankheitserreger abwehren. Wegen seiner
erwiesenen therapeutischen Eigenschaften wird es besonders gern bei rheumatischen Erkrankungen eingesetzt
(welche die Schulmedizin ebenfalls mit Kortison behandelt), dazu bei Haut-, Gefäßkrankheiten und Gelenkent-
zündungen. Verschiedene Versuche deuteten auch die
Möglichkeit an, sich bei der Krebsbekämpfung auf Bienengift zu stützen.

# DRITTER TEIL

# Beschwerden und Erkrankungen: Behandlung mit Bienenerzeugnissen und Heilpflanzen

Schon PARACELSUS wußte, daß alle Prozesse in unserem Körper von der Annahme und Verwertung der Nahrung bis hin zu den komplizierten Heilvorgängen nicht von allein unserer Einsicht, unserem Willen gesteuert werden, indem wir, wie bei der Zubereitung eines schmackhaften Gerichts, nur auf die genauen Mengen und Zutaten achten müßten. Vielmehr regiert eine eigene, von unserer begrenzten Einsicht und unserem »Verstand« unabhängige Intelligenz den Organismus. Der Körper *weiß,* was er braucht, und teilt es uns durch Appetit oder Abneigung mit. Er regelt die Körpertemperatur selbständig, indem er bei Kälte zu zittern und bei Hitze zu schwitzen beginnt. Er erkennt, wiederum ohne jedes Zutun unsererseits, die Krankheitserreger und bekämpft sie. Er kann im allgemeinen genau unterscheiden, was zum Körper gehört und geschützt werden muß und was fremd ist und abgestoßen werden muß. Er ist normalerweise in der Lage, nützliche und schädliche Bakterien auseinanderzuhalten. Und wenn eine Wunde entstand, läßt er Zellen heranwachsen, bis sie wieder geschlossen ist. Würde dies alles und noch viel mehr nicht auf geradezu wundersame Weise von selbst funktionieren, müßten wir dazu Befehle erteilen oder Entscheidungen treffen und in die Tat umsetzen, so hätten wir nicht die geringste Chance, auch nur kurze Zeit zu überleben.

Nicht immer ist der Körper jedoch allen Erkrankungen oder ihren Ausmaßen von sich aus gewachsen. Dann können wir viel dazu beitragen, ihn in seinem Kampf gegen solche Leiden so gut wie irgend möglich zu unterstützen. Als Hilfsmittel stehen in der Natur viele Heilpflanzen für die Gesundheit des menschlichen Organismus, zur Heilung oder zur Linderung von Krankheiten bereit. Das gleiche läßt sich über die Heilkräfte aus dem Bienenvolk sagen. Auch sie bieten vielfältige Möglichkeiten, auf Erkrankungsprozesse Einfluß zu nehmen. Daß dies vielen Menschen heute wieder bewußt wird, zeigt das steigende Interesse an natürlichen Heilprodukten.

Durch die größere Breitenwirkung von Informationen und durch deren Popularisierung, aber auch durch ein reichhaltiges Angebot an Arzneimitteln neigen allerdings immer mehr Menschen dazu, die Heilung einer Erkrankung selbst in die Hand zu nehmen. Am Beginn einer Therapie steht aber die richtige Diagnose, und diese kann in der Regel nur ein Fachmann erstellen. Ein Patient, der um die Risiken unsachgemäßer Selbstbehandlung weiß, wird stets die Zusammenarbeit mit dem Arzt (und gegebenenfalls dem Apotheker) suchen und Naturheilmittel je nach Schwere der Erkrankung allein oder mit anderen Therapien kombiniert einsetzen.

*Wichtiger Hinweis:* Alle Vorschläge dieses Buches für eine Teemischung, eine Kur oder sonstige Anwendung, ob innerlich oder äußerlich, ob mit Bienenprodukten, mit Kräutersäften oder durch Ernährungsumstellung, sollten bei Erkrankungen mit dem behandelnden Arzt besprochen und mit seiner Hilfe als begleitende Maßnahme angewendet werden. Oft sind scheinbar harmlose Heilkräuter bei bestimmten Leiden nicht mehr so harmlos. Ist Ihr Arzt mit den großen Vorzügen der Heilkräuter vertraut, kann er sie so zusammenstellen und mit seiner ärztlichen Therapie verbinden, daß eine größtmögliche, gezielte Heilwirkung erreicht wird.

Häufig erwies es sich, daß die gleichzeitige Einnahme von biochemischen Arzneien den Heilungsprozeß beschleunigt. Das bedeutet, daß Heilpflanzen, Bienenprodukte und biochemische Arzneien einander sinnvoll ergänzen. Die Heilung mit Naturmitteln geht langsamer vor sich. Aber wenn man die Geduld aufbringt, wird man für die Dauer reichlich belohnt. Man braucht auch keinerlei Bedenken wegen der langen Anwendungszeit zu haben. Der Kranke erholt sich langsam, aber nachhaltig.

*Auf den folgenden Seiten finden Sie Rezepte und Behandlungshinweise für die nachstehend ebenfalls alphabetisch aufgeführten Beschwerden und Erkrankungen: Die empfohlenen Bienenprodukte werden vorab genannt.*

| | |
|---|---|
| Abgespanntheit | Angina |
| Abszeß | Angstzustände |
| Akne | Arteriosklerose |
| Altersjucken | Asthma |
| Amputationsstümpfe | Atemwegserkrankungen |

Blähungen
Blut und Blutreinigung
Brandwunden
Bronchialasthma
Bronchitis
Depressionen
Durchfall
Eisenmangel
Ekzem
Entschlackung
Erkältungskrankheiten
Erschöpfung
Flechten
Furunkel
Gallenwegsleiden
Gelbsucht
Gicht
Grippe
Gürtelrose
Harnwegsentzündung
Hautregeneration
Herpes
Herz- und Kreislauf-
  erkrankungen
Heuschnupfen
Husten
Karbunkel

Kraftlosigkeit
Krampfadern
Krätze
Krebs
Leber (Erkrankungen)
Magen, Darm
  (Erkrankungen)
Milz (Erkrankungen)
Mundhygiene
Nerven, nervöse Leiden
Nierenfunktionsstörungen
Prostataleiden
Rachenentzündung
Regelbeschwerden
Rheumatismus
Schlaflosigkeit
Schluckauf
Schuppenflechte
Schwerhörigkeit
Stoffwechselkrankheiten
Streß
Tennisarm
Verstopfung
Wassersucht
Wechseljahre
Wundbehandlung
Zwölffingerdarmgeschwür

## Abgespanntheit (Honig, Pollen)

Sie kann die verschiedensten Ursachen haben und als
Folge organischer Störungen und Erkrankungen oder
starker körperlicher oder seelischer Beanspruchung auf-
treten. Es sei denn, sie äußert sich im Frühjahr – das
Wort *Frühjahrsmüdigkeit* besitzt reale Hintergründe.
Um diese Jahreszeit findet nämlich ein wichtiger Erneue-

rungsprozeß im Organismus statt. Auf den Abbau vieler
Zellen, der als Müdigkeit wahrgenommen wird, folgt der
Neuaufbau.

 Das folgende Rezept hilft bei Ermüdungserscheinun-
gen und erhält die Leistungsfähigkeit.

Hafer
Honig (oder Honig in Ginsengextrakt)
Blütenpollen

Man koche Hafer mit Wasser auf, gebe der Hafersuppe
reichlich Honig (besser noch Honig in Ginsengextrakt)
zu, rühre noch einen Eßlöffel Blütenpollen darunter und
nehme stündlich einen Eßlöffel davon.
Siehe auch Erschöpfung.

## Abszeß (Honig)

Eine Eiteransammlung, die sich gegen das übrige Gewebe sichtbar abgrenzt, nennt man Abszeß. Die Abgren-
zung des Infektionsherds ist wesentlich. Sie soll verhindern, daß Bakterien oder Giftstoffe in das umliegende
Gewebe und über dieses ins Blut gelangen.

Man unterscheidet oberflächliche, *akute* oder *heiße*
Abszesse mit Entzündungserscheinungen und *kalte* Abszesse, die auf tuberkulöse Herde zurückgehen und nicht
mit den Anzeichen einer Entzündung verbunden sind.

Abszesse können sich an jeder Stelle der Haut oder
des Körperinneren bilden und den Organismus nachteilig beeinflussen (Krankheitsgefühl, Fieber und anderes).
Eine Gefahr bedeuten Abszesse, wenn sie im Körperinneren aufbrechen, denn sie infizieren das Blut mit
Krankheitserregern. Daher ist eine operative Entfernung
von Abszessen oft unumgänglich. Oberflächliche Ab-

szesse, die sich nach außen entleeren, heilen in der Regel bald ab und stellen kein Problem dar.

Ähnlich ist die eitrige Entzündung eines Haarbalgs und seiner Talgdrüse, der *Furunkel,* zu betrachten, der seine Entstehung an der Oberfläche wohl Bakterien verdankt. Tritt er im Unterhautzellgewebe auf, weist er jedoch eher auf eine Stoffwechselstörung oder unentdeckte Herdinfektion hin.

Sind auch benachbarte Haarbalge davon betroffen, vereinigen sich die Furunkel zu einer harten entzündlichen Geschwulst, dem *Karbunkel.*

Die Naturheilkunde versucht, durch Dampf- und Wärmeanwendungen und vor allem Diätbehandlung ein Reifen und Ausheilen zu beschleunigen. Auch die angegebene Kombination hat sich bei Abszessen, Furunkeln und Karbunkeln bewährt:

Die erkrankte Stelle behandle man mit einer reinen Honigauflage, die mehrmals am Tag gewechselt wird. Außerdem nahme man viertelstündlich je eine Tablette Ferrum phosphoricum und Kalium sulfuricum. Zusätzlich eine Blutreinigungskur (siehe Blut) durchzuführen ist ebenfalls ratsam.

(Siehe auch die Ausführungen zur Wirkung von Propolis S. 83 ff.)


### Akne (Honig, Propolis)

Diese Entzündung der Talgdrüsen tritt häufig während der Pubertät auf, kann teilweise aber auch mit einer gestörten Darm- oder Nierenfunktion zusammenhängen, die vielleicht auf eine falsche Ernährungsweise zurückzuführen ist. In jedem Fall besteht die erste Maßnahme darin, stark gewürzte Speisen und gesäuerte Getränke zu meiden.

 Gegen Akne trinkt man täglich eine Teemischung zu gleichen Teilen aus Stiefmütterchen und Brennessel, und zwar bis zu vier Tassen. Den Tee süßt man nur mit naturbelassenem Bienenhonig.

Äußerliche Behandlung: Zweimal am Tag Propolissalbe leicht auftragen.

## Altersjucken (Honig, Propolis)

Diese lästige Krankheit befällt oft schwache und empfindliche Personen. Es empfiehlt sich ein Aufguß aus

| | |
|---|---|
| 100 Gramm Ehrenpreis | 50 Gramm Stiefmütterchen |
| 50 Gramm Walnußblättern | 50 Gramm Holunderblättern |

dazu: Honig in Ginsengextrakt, Propolistinktur

Den Tee süßt man nach Abkühlen auf 35 Grad mit Honig in Ginsengextrakt, fügt je Tasse fünf Tropfen Propolistinktur hinzu und trinkt täglich insgesamt zwei bis drei Tassen davon zwischen den Mahlzeiten. Die Dauer der Kur beträgt vierzehn Tage.

Sollten bei dem Erkrankten schon Schwindelgefühl und Gedächtnislücken auftreten, ist der Teemischung noch 100 Gramm Zinnkraut (Ackerschachtelhalm) beizumengen. Besteht überdies noch ein verschleppter trockener Bronchialkatarrh, mischt man dem Tee noch 50 Gramm Huflattich und 50 Gramm Spitzwegerich bei.

## Amputationsstümpfe (Propolis)

Schon aus alten Rezepten ist zu ersehen, daß große und schlecht heilende Wunden, Wespenstiche, ja Bisse von

Hunden und anderen Tieren sowie bösartige Geschwülste, auch offene Beine und Thrombosen mit einem Brei
aus Breitwegerich, Beinwellwurzel und Propolissalbe erfolgreich behandelt wurden. Bei bösartigen Geschwüren
setzte Pfarrer SEBASTIAN KNEIPP auch die Ringelblumensalbe ein.

Alle diese Mittel finden heute noch Anwendung bei
Quetschungen, Blutergüssen, Muskelzerrungen, Krampf-
adergeschwüren, beim Wundliegen und bei Amputa-
tionsstümpfen. Eine Stärkung der allgemeinen Abwehrfähigkeit durch Imkereiprodukte (Honig, Pollen) ist zur
Unterstützung des Heilungs- oder Genesungsprozesses
anzuraten.

### Angina siehe Atmungsorgane.

### Angstzustände siehe Nerven.

### Arteriosklerose (Honig, Pollen)

Adernverkalkung oder Arteriosklerose ist die meistver-
breitete Gefäßkrankheit. Durch Einlagerungen von Fetten (vor allem Cholesterin), Eiweißen und Mineralstoffen in die Gefäßwände verdicken sich diese und werden
starr und unelastisch. Das Gefäß verengt sich, bis es sich
letztlich verschließt.

Die eigentliche Ursache für die Ablagerung in Gefäßwände ist noch ungeklärt, man macht mehrere Faktoren
beziehungsweise ihr Zusammentreffen dafür verantwortlich: erblich bedingte Veranlagung, das Lebensalter, un-

ruhige, anspannende und überlastende Lebensweise, Bewegungsarmut, Fehlernährung, Genußgifte (Nikotin), verschiedene Erkrankungen, wie Bluthochdruck (den die Arteriosklerose wiederum fördert) und Stoffwechselkrankheiten (etwa Gicht).

Arteriosklerose führt zu mangelhafter Durchblutung und Versorgung der beteiligten Bereiche mit Sauerstoff und Nährstoffen, bis bei Verschluß des Gefäßes deren Zufuhr ganz abbricht. Je nach dem betroffenen Gebiet kann dies zu Infarkt, Schlaganfall und ähnlichem führen. Auch das Raucherbein und die Thrombose sind Folgen der Arteriosklerose.

Zur Vorbeugung sollte man seine Lebensweise überprüfen und bei erkannten Fehlern Maßnahmen für Veränderungen treffen.

Empfehlenswert ist auch die Gefäßpflege mit folgendem Tee:

| | |
|---|---|
| 40 Gramm Ehrenpreis | 40 Gramm Majoran |
| 20 Gramm Mistel | 40 Gramm Zinnkraut |
| 40 Gramm Weißdorn | 20 Gramm Hirtentäschelkraut |
| Honig in Ginsengextrakt, Blütenpollen | |

Von dieser Mischung einen gehäuften Teelöffel pro Tasse mit heißem Wasser überbrühen, eine Minute ziehen lassen, abseihen, bei 35 Grad ein bis zwei Teelöffel Honig in Ginsengextrakt einrühren und ein bis zwei Tassen pro Tag schluckweise trinken.

Zum Frühstück drei bis vier Teelöffel Blütenpollen in Haferflockenbrei oder Quark nehmen.

Als Vorsorgemaßnahme kann man den Tee unbedenklich das ganze Jahr über trinken, eine Tasse pro Tag genügt.

Um den Cholesteringehalt des Blutes zu senken, ist auch die Einnahme von Blütenpollen und Knoblauch hilfreich. Darüber hinaus seien nun noch zwei Kuren genannt, von denen vor allem die erste mit dem Arzt besprochen und unter seiner Aufsicht durchgeführt werden sollte.

*Teekur mit zwei Kräutermischungen*

| | |
|---|---|
| 20 Gramm Angelikawurzel | 20 Gramm Weißdorn |
| 20 Gramm Hauhechelwurzel | 20 Gramm Mistel |
| 40 Gramm Zinnkraut | 20 Gramm Schafgarbe |
| 10 Gramm Blasentang | 30 Gramm Melisse |
| 10 Gramm Sassafrasrinde | 20 Gramm Brunnenkresse |
| 30 Gramm Baldrianwurzel | 10 Gramm Hirtentäschelkraut |
| | 20 Gramm Rautenkraut |
| | 20 Gramm Odermennig |

Honig in Wacholderextrakt, Honig in Ginsengextrakt

Von den Kräutern der ersten Spalte nimmt man einen Teelöffel auf eine Tasse Wasser, bringt es zum Kochen und läßt den Tee zwanzig Minuten auf kleiner Flamme ziehen. Dann nimmt man den Topf von der Platte, fügt die gleiche Menge von der Kräutermischung der zweiten Spalte hinzu und läßt alles weitere zehn Minuten ziehen, dann abseihen.

Je Tasse werden im Wechsel ein Teelöffel Honig in Wacholderextrakt und ein Teelöffel Honig in Ginsengextrakt bei 35 Grad zugerührt.

Von diesem Tee trinkt man über mehrere Monate hinweg täglich zwei bis drei Tassen.

*Sechsmonatekur mit Rotwein und Kräutersäften*

4 Liter guten Rotwein
30 bis 40 Petersilienwurzeln mit Blättern

6 bis 8 Eßlöffel echter Obst- oder Apfelessig
100 Milliliter Wermuttinktur
1 500 Gramm naturbelassener Bienenhonig
20 Milliliter Propolistinktur
200 Milliliter Weißdornsaft
200 Milliliter Schafgarbensaft
200 Milliliter Wacholdersaft
200 Milliliter Löwenzahnsaft
200 Milliliter Johanniskrautsaft
200 Milliliter Baldriansaft
200 Milliliter Huflattichsaft
400 Milliliter Zinnkrautsaft
400 Milliliter Brennesselsaft
0,7 Liter Weinbrand oder Kirschlikör nach Geschmack

Der Rotwein wird mit den kleingeschnittenen Petersilienwurzeln (und -blättern) in einem emaillierten geschlossenen Topf zu mäßigem Kochen gebracht und dann vom Herd genommen. Der Topf bleibt zugedeckt. Ist die Temperatur auf 35 Grad zurückgegangen, wird der Topfinhalt durch ein Sieb gegossen, der Honig zugegeben und in dem warmen Rotwein aufgelöst. Erst danach kommen die übrigen Zutaten in die Mischung, die nun in Flaschen abgefüllt wird.

Von diesem Gesundheitstrank nimmt man vor dem Frühstück nüchtern ein Stamperl (25 Milliliter).

Die Kur unterstützt auch die Tätigkeit der Leber, Niere, Verdauung und der Lunge und hat ein erhöhtes Gefühl von Wohlbefinden und Leistungsbereitschaft zur Folge.

Siehe auch Herz- und Kreislauferkrankungen.

Asthma siehe Bronchialasthma.

## Atemwegserkrankungen (Honig, Propolis)

Die Atmungsorgane gehören zu den größten Eintrittspforten für Krankheitserreger, die bei Abwehrschwächen des Körpers durch die Lunge direkt in die Blutbahn gelangen können. Eine Erkrankung der Atmungsorgane sollte stets vom Arzt behandelt werden. Gleichzeitig ist es wesentlich, die Abwehrfähigkeit des Körpers zu stärken. Ganz schädlich wirkt sich bei Erkältungskrankheiten der Genuß von Nikotin aus.

Ich kann mich noch gut erinnern: Wenn ich als Kind Husten hatte, kam ich immer in den Genuß von echtem Honig.

Bereits HIPPOKRATES empfahl ein Honiggetränk zum Schleimlösen und zur Linderung des Hustenreizes. Er verordnete bei Bronchitis Milch mit Honig, bei Husten und Heiserkeit wurde die Milch-Honig-Mischung noch mit einem Heilkräutertee angereichert.

Diese Teemischung setzte sich aus Fenchel, Salbei, Thymian, Spitzwegerich und Huflattich zusammen. Bei Angina verwendete man eine Teemischung aus Thymian, Eibischwurzeln, Kamillenblüten, Fenchel und Anis, hinzu kamen Honig und ein Propoliszusatz. Bei trockener Bronchitis bestand die Teemischung aus Eibischwurzel, Süßholz, Anis, Malvenblüten, Huflattich, Veilchenwurzel, Honig und Propolis.

In der Apotheke erhält man alle Kräuter, aus denen sich ein *Brust- und Lungentee* zusammensetzt:

| | |
|---|---|
| 20 Gramm Huflattich | 15 Gramm Malvenblüten |
| 5 Gramm Thymian | 5 Gramm Fenchelsamen |
| 10 Gramm Süßholzwurzel | 20 Gramm Spitzwegerich |

| 10 Gramm Lungenkraut | 20 Gramm Hohlzahn |
| 10 Gramm Eibischwurzel | 40 Gramm Kamille |

Von dieser Mischung einen Aufguß bereiten, den man nach dem Abkühlen auf 35 Grad Celsius (Körperwärme) mit Honig süßt: Die Dosierung beträgt einen Eßlöffel Kräuter auf eine Tasse Wasser. Mit dem aufgekochten Wasser übergießt man die Teemischung und läßt sie fünf Minuten ziehen. Honig einrühren und gegebenenfalls je Tasse bis zu fünfzehn Tropfen Propolis hinzufügen. Täglich zwei bis drei Tassen über den Tag verteilt trinken.

Gerade bei einer Erkrankung der oberen Luftwege erhöht sich die Heilwirkung, wenn alle Tees, die Anwendung finden, mit Honig gesüßt werden. Die Temperatur des Tees darf 40 Grad nicht überschreiten (besser 35 Grad betragen), sonst verliert der Honig wertvolle Wirkstoffe, die für die Bekämpfung von Krankheitsträgern unerläßlich sind.

 Bei trockener Kehle, eitriger Rachenschleimhaut sowie bei Stimmlosigkeit und trockenem Hals inhaliert man mit einer zehnprozentigen Honiglösung täglich zweimal fünf Minuten.

Siehe auch Bronchitis und Erkältungskrankheiten.

**Bäckerkrätze** siehe Krätze.

**Blähungen** (Flatulenz; Honig, Pollen, Propolis)

Wenn sich bei der Verdauung eine zu starke Gasansammlung bildete, macht sich dies durch ein Völle- oder Druckgefühl und durch den häufigen Ausstoß von Winden bemerkbar. Gründe für eine übermäßige Gasbildung können eine unzureichende Enzymproduktion mangelhafte Durchblutung des Darms, eine Erkrankung der am Verdauungsvorgang beteiligten Organe oder schlechte Eßgewohnheiten sein (ungenügendes Kauen, Verzehr von zu großen Mengen, die Magen und Darm belasten, zuviel zellstoffhaltige Nahrungsmittel, wie Hülsenfrüchte oder Kohl). Außerdem bringen hastiges Essen und Trinken ein übermäßiges Verschlucken von Luft mit sich – ebenfalls Ursache für Blähungen. In solchem Fall muß man Speisen und Getränke kontrolliert zu sich nehmen und bei Nervosität für Entspannung sorgen.

Zur Abhilfe bieten sich verschiedene Teemischungen mit Bienenprodukten an.

### Blähungen allgemein

| | |
|---|---|
| 25 Gramm Kamille | 20 Gramm Salbei |
| 30 Gramm Schlüsselblume | 20 Gramm Gänsefingerkraut |
| 10 Gramm Tausendgüldenkraut | 10 Gramm Lavendel |
| 20 Gramm Thymian | 10 Gramm Wermut |
| 20 Gramm Baldrian | 10 Gramm Melisse |

Honig in Wacholderextrakt

Einen Eßlöffel der Kräutermischung in einem Viertelliter kochendem Wasser ziehen lassen. Davon täglich zwei bis drei Tassen trinken, die mit je zwei Teelöffeln Honig in Wacholderextrakt gesüßt sind.

### Blähungen mit Neigung zu Durchfall

| | |
|---|---|
| 10 Gramm Wermut | 30 Gramm Zinnkraut |
| 30 Gramm Schafgarbe | 30 Gramm Tormentillwurzel |

Honig, Pollen, Propolistinktur

Man nimmt einen Eßlöffel Kräuter auf eine Tasse Wasser und bereitet eine Abkochung. Bei 35 Grad mit Honig süßen und je Tasse zehn Tropfen Propolistinktur und einen Teelöffel Blütenpollen beimischen. Täglich ein bis zwei Tassen schluckweise trinken.

## Blähungen und gleichzeitige Verstopfung

| | |
|---|---|
| 10 Gramm Anis | 10 Gramm Fenchel |
| 20 Gramm Pfefferminzblätter | 30 Gramm Kamillenblüten |
| 30 Gramm Faulbaumrinde | 30 Gramm Sennesblätter |
| Honig, Pollen | |

Für den Aufguß einen Eßlöffel der Kräutermischung auf eine Tasse Wasser geben. Nach Abkühlen auf 35 Grad je Tasse zwei Teelöffel Honig und einen Teelöffel Blütenpollen untermischen. Täglich ein bis zwei Tassen trinken.

## Blut und Blutreinigung (Honig, Pollen, Gelée royale)

Das Blut wird oft als flüssiges Organ bezeichnet, obwohl es, im Gegensatz zu anderen Organen, keinen festen Platz im Körper einnimmt. Es durchströmt den gesamten Organismus in Blutgefäßen, die sich so weit verzweigen, daß ihre feinsten Äste wesentlich dünner als ein Haar sind. Trotzdem ist die Bezeichnung *Organ* für das Blut gerechtfertigt, denn es besitzt wie jedes andere Körperorgan seinen eigenen Aufgabenbereich.

Das Blut setzt sich aus einer leicht gelblichen Flüssigkeit, dem Blutplasma, und den Blutzellen zusammen. Die Blutzellen bestehen zu neunundneunzig Prozent aus roten Blutkörperchen (Erythrozyten) und zu einem Prozent aus weißen Blutkörperchen (Leukozyten) und Blutplättchen (Thrombozyten).

Das Blutplasma setzt sich zu etwa neunzig Prozent aus Wasser, zu weiteren sieben bis acht Prozent aus Eiweißkörpern, anorganischen Salzen, Fettstoffen, Zucker, Hormonen, Vitaminen und Schlackenstoffen zusammen. An Zuckern finden sich im Blut vor allem Traubenzucker und Fruchtzucker. (Beide Zuckerformen sind im Honig enthalten.)

Zu den bedeutendsten Aufgaben des Bluts gehören unter anderem der Sauerstofftransport für die Atemfunktion, die Entschlackungsarbeit durch den Transport von Kohlendioxyd aus den Geweben, die Weiterleitung von Nährstoffen, Vitaminen und Hormonen, die Abwehr von Krankheitserregern oder anderen körperfremden Substanzen und Abgabe überschüssiger Wärme an die Körperoberfläche.

Der Blutkreislauf ist das wichtigste Transportsystem im menschlichen Körper. Durch diesen Transport verbindet das Blut die Organe untereinander und ist wesentlich an der Regulierung ihres Zusammenspiels beteiligt. Arterien leiten das Blut vom Herzen in den Körper, die Venen führen es wieder zum Herzen zurück. Zwischen diesen beiden Systemen besteht ein Netzwerk feinster Verzweigungen (Haargefäße oder Kapillaren). Durch die dünnen Kapillarwände hindurch findet der Stoffaustausch statt.

Die Blutmenge eines Menschen entspricht etwa sieben bis acht Prozent seines Körpergewichts. Etwas mehr als die Hälfte des Blutvolumens füllt das Blutplasma aus (um fünfundfünfzig Prozent), etwas weniger als die Hälfte entfällt auf die Blutzellen (um fünfundvierzig Prozent).

Versuche ergaben, daß das Bienenprodukt Honig zu einer Verbesserung des Blutbildes führen kann und die Aufgaben des Bluts wirkungsvoll unterstützt. Honig regt die Bildung von Hämoglobin, dem sauerstofftragenden Blutfarbstoff an und stärkt die körpereigene Abwehr.

An der Abwehr und dem Unschädlichmachen von Krankheitserregern und nachteiligen Fremdstoffen beteiligen sich vor allem die weißen Blutkörperchen, die sich in der Blutbahn aktiv bewegen. Sobald ein Erreger oder unerwünschter Fremdstoff in den Körper eindringt, kreisen sie ihn ein, um ihn zu isolieren und unschädlich zu machen.

Ihre Schutzfunktion läßt sich zum Beispiel bei einem Bienenstich deutlich erkennen. Schon nach kurzer Zeit ist um die Einstichstelle ein weißer Kreis zu sehen. Er bildete sich als Anhäufung weißer Blutkörperchen, die so verhindern, daß das Bienengift zu schnell in die Blutbahn gelangt und dort Schaden anrichtet, eine zu starke Schwellung oder einen Gefäßschock.

Wie bereits erwähnt, enthält der Honig antibakterielle Stoffe, die die Tätigkeit der weißen Blutkörperchen ergänzen. Er geht ja ohne Verdauungsvorgang binnen kurzem in das Blut über und steht diesem zur Abwehr von Krankheitserregern sofort zur Verfügung.

Sein günstiger Einfluß auf den Kreislauf und die Herztätigkeit sorgt gleichzeitig für die Stabilisierung des Organismus.

### Zur Blutkörperchenverbesserung

| | |
|---|---|
| 50 Gramm Bockshornklee | 100 Gramm Löwenzahn |
| 100 Gramm Brombeerblätter | 50 Gramm Rosmarin |
| 30 Gramm Gänseblümchen | 50 Gramm Hagebutten |
| 50 Gr. junge Holunderblüten | 100 Gramm Schafgarbe |
| 50 Gramm Kamillenblüten | 50 Gramm Schlüsselblumen |
| 100 Gramm Zinnkraut | |

Honig in Wacholderextrakt

Aus den Kräutern einen Aufguß bereiten, nach Abkühlen auf 35 Grad ein bis zwei Teelöffel Honig in Wacholderextrakt je Tasse zugeben und täglich drei Tassen davon schluckweise trinken. Kurdauer: einmal jährlich sechs bis acht Wochen.

## *Blutreinigende Frühlingsmischung*

| | |
|---|---|
| 100 Gramm Schlüsselblumen | 50 Gramm Brennesselblätter |
| 100 Gr. junge Holunderblüten | 50 Gramm Löwenzahn |

Honig in Wacholderextrakt, Blütenpollen

Aus den Kräutern einen Tee zubereiten und in jede Tasse ein bis zwei Teelöffel Honig in Wacholderextrakt und einen Teelöffel Blütenpollen einrühren.

## *Blutreinigungskur nach Paracelsus*

Eine Blutreinigungskur sollte mindestens einmal im Jahr durchgeführt werden, denn eine schlechte Blutbeschaffenheit kann Krebsneigung zur Folge haben. Am wirkungsvollsten ist die Kur im Frühjahr.

| | |
|---|---|
| 50 Gramm Labkraut | 40 Gramm Rosmarin |
| 50 Gramm Kamille | 100 Gramm Ringelblume |
| 50 Gramm Käsepappel | 100 Gramm Zinnkraut |
| 50 Gramm Schafgarbe | 50 Gramm Eselsdistel |
| 50 Gramm Spitzwegerich | 40 Gramm Mistel |
| 50 Gramm Stiefmütterchenkraut | 50 Gramm Brennesselkraut |

Honig (oder Honig mit Gelée royale und Honig in Wacholderextrakt), Propolistinktur

Einen gehäuften Eßlöffel dieser Kräutermischung mit einem Viertelliter kochendem Wasser aufgießen und zehn Minuten ziehen lassen. Abseihen, auf 35 Grad abkühlen lassen. Zwei Teelöffel Honig (noch besser einen Teelöffel Honig mit Gelée royale und einen Teelöffel Honig in

Wacholderextrakt) und fünf Tropfen Propolistinktur in einer Tasse Tee verrühren.

Vierzehn Tage lang täglich zwei bis drei Tassen schluckweise zwischen den Mahlzeiten trinken. Acht Tage aussetzen, danach wieder vierzehn Tage anwenden. Diese Blutreinigungskur kann noch zweimal wiederholt werden.

Dazu empfiehlt es sich, vormittags zwei bis drei Teelöffel Blütenpollen zu nehmen und täglich einen Viertelliter Rote-Bete-Saft über den Tag verteilt zu trinken.

## Brandwunden (Honig, Propolis)

Kommt die Haut mit heißen Gegenständen, heißen Flüssigkeiten oder mit Feuer in Berührung, entzündet sie sich. Die Stärke der Entzündung richtet sich nach dem Grad der Verbrennung. Schmerzhafte Rötungen bedeuten Verbrennungen ersten Grades, Blasenbildung bedeutet die nächste Stufe und beim dritten Grad ist das Gewebe abgestorben. Ist ein großer Teil der Hautoberfläche (etwa ein Drittel) von einer Verbrennung zweiten oder dritten Grades betroffen, wird sie lebensgefährlich. In diesem Fall sofort und allgemein bei Verbrennungen zweiten und dritten Grades den Arzt aufsuchen.

Die leichteren Verbrennungen ersten und zweiten Grades kann man mit Honig behandeln: So schnell wie möglich einen reinen Honigumschlag auf die verbrannte Hautstelle auflegen. Er verhindert Blasenbildung, und es erfolgt eine narbenlose Abheilung. Auch bei Verbrühungen hilft dieser Honigumschlag, sehr gute Wirkungen erzielt auch Propolissalbe.

## Bronchialasthma (Honig, Propolis)

Erkältungen, Infektionskrankheiten oder allergische Reaktionen auf verschiedene Staubpartikel können Atembeschwerden und Atemnot auslösen. Durch eine ganzheitliche, Seele und Körper einbeziehende Behandlung läßt sie sich heilen. Eine gute Unterstützung bietet sich in einem Bronchitis- und Asthmatee an (siehe Bronchitis).

## Bronchitis (Bronchialkatarrh; Honig, Propolis)

Unter Bronchitis oder Bronchialkatarrh versteht man eine Schleimhautentzündung der Luftröhrenäste, die auch als Bronchien bezeichnet werden. Als plötzlich auftretende, akute Erkrankung ist sie entweder Folge von Unterkühlung und Nässe, Nebenwirkung infektiöser Erkältungskrankheiten, allergische Reaktion oder sie wird von Staubteilchen oder chemischen Substanzen ausgelöst.

Verläuft sie chronisch, so äußert sich die Bronchitis in einem hartnäckigem Husten, der sich schwer unter Kontrolle bringen läßt und durch Erweiterung der Lungenbläschen häufig zu Atemnot führt.

 Zur Lösung des krampfartigen Hustens und des Schleims nimmt man anfangs viertelstündlich eine Tablette Nr. 3 Ferrum phosphoricum ein (bei Krampfhusten alle fünf Minuten eine Tablette), bei schwer abhustbarem Schleim stündlich eine Tablette Nr. 7 Magnesium phosphoricum.

Darüber hinaus bewirken auch Teemischungen mit Honig und Propolis eine Erleichterung. Sie beruhigen und fördern ebenfalls das Abhusten von Schleim.

| | |
|---|---|
| 40 Gramm Eibisch | 60 Gramm Huflattich |
| 40 Gramm Königskerze | 30 Gramm Lungenkraut |
| 30 Gramm Gänsefingerkraut | 10 Gramm Veilchen |
| 30 Gramm Thymian | 20 Gramm Fenchel |
| Honig, Propolistinktur | |

Drei Teelöffel der Kräutermischung in einer Tasse kaltem Wasser ansetzen, nach acht Stunden abseihen. Den Rückstand mit einer Tasse Wasser fünf Minuten kochen, wieder abseihen und dem Kaltauszug zugeben. Zwei Teelöffel Honig und zehn Tropfen Propolistinktur einrühren. Tagesdosis: Drei Tassen.

### Bronchitis- und Asthmatee

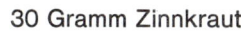

| | |
|---|---|
| 30 Gramm Zinnkraut | 10 Gramm Ehrenpreis |
| 10 Gramm Lungenkraut | 20 Gramm Königskerze |
| 5 Gramm Pfefferminzblätter | 20 Gramm Malvenblüten |
| 10 Gramm Anis | 20 Gramm Fenchel |
| 20 Gramm Thymian | 30 Gramm Gänsefingerkraut |
| 40 Gramm Spitzwegerich | 40 Gramm Huflattich |
| Honig, Propolistinktur | |

In einer Tasse Wasser drei Teelöffel dieser Kräuter für acht Stunden kalt ansetzen. Nach den acht Stunden aus der gleichen Teemischung einen Aufguß bereiten (drei Teelöffel Kräuter auf zwei Tassen Wasser) und dem Kaltauszug beigeben. Nach Abkühlen auf 35 Grad mit Honig süßen und je Tasse 20 Tropfen Propolistinktur zugeben. Diese drei Tassen über den Tag verteilt trinken.

Siehe auch Atemwegserkrankungen und Erkältungskrankheiten.

**Darm** siehe Magen.

Depressionen (mit Angstzuständen und Kopfschmerzen) siehe Nerven.

## Durchfall (Honig)

Durchfall oder Diarrhö kommt durch verschiedene Ursachen zustande: Nervosität, Entzündungen oder Erkrankungen im Darmbereich, Störungen im Hormonhaushalt, Wurmbefall und Allergien gegen bestimmte Nahrungsmittel. Er geht stets mit einem hohen Wasser- und Salzverlust einher, der im Rahmen der Behandlung immer wieder ausgeglichen werden muß.

Honig kann bei Durchfall wertvolle Dienste leisten, denn seine keimtötende Wirkung bei zahlreichen Bakterien ist bekannt, vor allem bei Bakterien, die Darmentzündungen hervorrufen.

In England wurde Kindern mit Magen-Darm-Erkrankungen und Durchfall mineralhaltiges Wasser mit Traubenzucker und solches mit Honig verabreicht (das Anreichern mit Wasser ist wegen des sonst entstehenden Flüssigkeitsmangels notwendig). Von 170 Kindern erhielten 90 die Traubenzucker- und 80 die Honiglösung. Die Honiglösung zeigte sich bei den Kindern, in deren Stuhl Salmonellen, Shigellen oder Kolibakterien nachgewiesen worden waren, als sehr viel wirksamer als der Traubenzucker.

Siehe auch Blähungen und Magen.

## Eisenmangel (Honig, Pollen)

Die Symptome, die eine Unterversorgung an Eisen anzeigen, sind Müdigkeit, Abgespanntheit, Konzentrationsschwäche und Blässe. Befindet sich zuwenig Eisen im Blut, verursacht dies auch Störungen im Sexualleben. Giftstoffe, wie sie dem Körper durch Nikotin, Alkohol und Medikamentenmißbrauch zugeführt werden, verhindern, daß der Dünndarm Eisen aufnehmen kann.

Eisen ist für die Bluterneuerung und andere Stoffwechselvorgänge wesentlich. Träger des Eisens ist der Blutfarbstoff der roten Blutkörperchen, das Hämoglobin. Hämoglobin hat die Aufgabe, den von der Lunge aufgenommenen Sauerstoff an die Zellen weiterzugeben. Fehlen rote Blutkörperchen, oder ist der Hämoglobingehalt zu gering, herrscht eine Unterversorgung mit Sauerstoff, die sich durch die genannten Symptome äußert.

Der erste Schritt, einer Mangelerscheinung entgegenzuwirken, besteht in einer Überprüfung der Ernährung, die entweder ergänzt oder umgestellt werden muß. Sie sollte alle zur Blutbildung nötigen Stoffe, vor allem Mineralstoffe (besonders Eisen) und Vitamine aufweisen. Neben Obst, Gemüse, Leber und Vollkornprodukten finden sich die wichtigen Spurenelemente und Vitamine auch im Honig und im Blütenpollen – Honigtauhonig enthält jedoch etwa doppelt soviel Eisen wie Blütenhonig.

Da Vitamin C die Aufnahmefähigkeit des Körpers für Eisen steigert, ist Menschen, die unter Eisenmangel leiden, anzuraten, den Saft von schwarzen Johannisbeeren oder roten Beten zu trinken und Blütenpollen zu essen. Täglich zwei bis drei Teelöffel Pollen und 0,2 Liter Saft reichen für die normale Versorgung des Körpers aus. Blütenpollen enthält je nach Pollenart ein bis zwölf Prozent Eisen.

Wer unter Eisenmangel leidet, sollte – auch wenn es

schwerfällt – auf den Frühstückskaffee verzichten. Denn Kaffee am Morgen lähmt oft den Darm und macht ihn nahezu unfähig, Eisen aufzunehmen.

Schwangere benötigen doppelt soviel Eisen wie Nichtschwangere, daher sind Frauen in der Schwangerschaft durch falsche Ernährung besonders betroffen. Der tägliche Eisenbedarf bei nichtschwangeren Frauen liegt bei 2 Milligramm, bei Männern beträgt er 1,2 Milligramm. Der Körper eines Erwachsenen enthält etwa 5,5 bis 6 Gramm Eisen, davon 3 Gramm im Blutfarbstoff, 2,5 Gramm im Gewebe und 0,5 Gramm als Enzymeisen, als Katalysator bei den Atmungsvorgängen.

Die Zufuhr von Eisen darf das notwendige Maß nicht überschreiten. Ein Zuviel schadet ebenso wie ein Zuwenig, und der Körper leidet unter denselben Symptomen wie bei Eisenmangel.

### Ekzem (Honig, Propolis)

Die Berührung mit hautreizenden Stoffen oder allergische Reaktionen können das Entstehen einer oberflächlichen Entzündung der Haut auslösen. Die Entzündung äußert sich in vielerlei Formen, es kommt zur Ausbildung von Bläschen, Pusteln, Krusten oder Schuppen, die sich nicht auf die geschädigte Hautstelle beschränken, sondern in deren Umgebung immer weiter ausbreiten. Auch hier sind spontan auftretende, akute Ekzeme von chronischen zu unterscheiden. Manche Berufe (wie Bäcker, Friseur oder Berufe in der chemischen Industrie), bei denen Personen stets mit bestimmten Reizstoffen in Kontakt kommen, fördern die Entwicklung von Ekzemen, wenn diese Personen dafür empfänglich sind.

Ekzeme lassen sich zwar oberflächlich behandeln, heilen müssen sie aber von innen heraus. Kräutermischungen und Bienenerzeugnisse können dazu beitragen:

| | |
|---|---|
| 20 Gramm Ehrenpreis | 20 Gramm Löwenzahn |
| 10 Gramm Gänsefingerkraut | 20 Gramm Stiefmütterchen |
| 20 Gramm Kamille | 40 Gramm Zinnkraut |

Honig in Wacholderextrakt, Propolissalbe

Einen Eßlöffel Kräuter auf eine Tasse Wasser im Aufguß geben, 15 bis 20 Minuten ziehen lassen und nach Abkühlen auf 35 Grad zwei Teelöffel Honig in Wacholderextrakt pro Tasse einrühren. Pro Tag zwei bis drei Tassen zwischen den Mahlzeiten trinken.

Äußerliche Behandlung: Dreimal täglich Propolissalbe leicht auftragen.

**Entschlackung** siehe Stoffwechsel.

### Erkältungskrankheiten (Honig, Propolis)

Fieber, Kopfschmerzen, Husten und Schnupfen sind Anzeichen und Begleiterscheinung von Erkältungskrankheiten, wie Grippe, Bronchitis und ähnlichen virusbedingten Infektionen.

Normalerweise wehrt der Körper diese Krankheitserreger mit eigener Kraft ab. Ist die körpereigene Abwehr geschwächt, kommt es bei Zugluft oder durch Nässung zum Ausbruch der Infektion. Grippe etwa ist oft mit hohem Fieber verbunden und das allgemeine Befinden stark angegriffen. Häufig gesellen sich noch Kopf- und Gliederschmerzen hinzu. Fieber, durch eine Erkältungsinfektion hervorgerufen, ist die natürliche, körpereigene Abwehr, die den Erreger bekämpft.

Man unterstützt den Organismus, indem man die Körperabwehr stärkt. Wegen der Kreislaufbelastung sollte man stets Ruhe einhalten, einen leicht fiebersenkenden Wadenwickel umlegen und vier Tassen Tee aus Holunder und Hagebutten trinken:

Für den Aufguß einen Eßlöffel Holunder und Hagebutten gemischt auf eine Tasse Wasser nehmen, nach Abkühlen auf 35 Grad zwei Teelöffel Imkerhonig und 15 bis 20 Tropfen Propolistinktur je Tasse einrühren. Vier Tassen über den Tag verteilt zwischen den Mahlzeiten schluckweise trinken. Ansonsten ist der Hausarzt hinzuzuziehen.

Die Volksmedizin kennt weitere heimische Heilpflanzen, die vorzüglich zur Stärkung der Abwehrkraft und zur Unterstützung der Lunge bei der Abwehr von Krankheitserregern geeignet sind.

| | |
|---|---|
| 20 Gramm Lindenblüten | 20 Gramm Eibisch |
| 20 Gramm Lungenkraut | 20 Gramm Holunderblüten |
| 20 Gramm Huflattich | 20 Gramm Spitzwegerich |

Honig in Wacholderextrakt, Propolistinktur

Für den Teeaufguß nimmt man einen Eßlöffel Kräutermischung auf eine Tasse Wasser und süßt nach Abkühlen auf 35 Grad mit zwei Teelöffeln Honig in Wacholderextrakt und zehn Tropfen Propolistinktur je Tasse. Von diesem Tee trinkt man täglich zwei bis drei Tassen.

### Hustentee

| | |
|---|---|
| 20 Gramm Huflattich | 40 Gramm Thymian |
| 15 Gramm Käsepappel | 10 Gramm Fenchel |
| 20 Gramm Spitzwegerich | 20 Gramm Königskerzenblüten |

Honig in Wacholderextrakt, Propolistinktur

Einen Eßlöffel dieser Kräutermischung mit einer Tasse

Wasser im Aufguß zubereiten, abseihen und bei 35 Grad zwei Teelöffel Honig in Wacholderextrakt und 20 Tropfen Propolistinktur zugeben. Täglich zwei bis drei Tassen schluckweise trinken.

## Bei *Husten* und *Bronchialkatarrh*

| | |
|---|---|
| 10 Gramm Andorn | 10 Gramm Angelika |
| 10 Gramm Fenchel | 20 Gramm Holunder |
| 20 Gramm Huflattich | 20 Gramm Käsepappel |
| 20 Gramm Königskerze | 30 Gramm Lungenkraut |
| 20 Gramm Schafgarbe | 20 Gramm Spitzwegerich |
| 20 Gramm Vogelknöterich | 30 Gramm Kamille |

Honig, Propolistinktur

Den Aufguß aus einem Eßlöffel Kräutern und einer Tasse Wasser zwanzig Minuten ziehen lassen, bei 35 Grad mit Honig süßen, zehn bis zwanzig Tropfen Propolistinktur je Tasse zugeben, drei bis vier Tassen täglich trinken.

## Bei *Rachenentzündung*

Alle zwei Stunden ein mit fünfzehn Tropfen Propolistinktur getränktes Stück Würfelzucker im Mund zergehen lassen.

Siehe auch Bronchitis und Grippe.

## Erschöpfung, körperliche (Honig)

Wenn unsere Kräfte sich durch ständige Anforderungen verbrauchen und nicht mehr erholen können (oder der Körper durch Krankheit geschwächt war), sinkt unsere Leistungsfähigkeit bis zur Erschöpfung. Hier bringt der bereits erwähnte Sauerhonig (Seite 58) Hilfe, von dem man je nach Bedarf zwei bis drei Gläser am Tag trinkt. Siehe auch Abgespanntheit.

## Flechten (Honig, Propolis)

Als Hauterkrankung entstehen sie durch Parasiten und Bakterien, aufgrund einer Stoffwechselstörung oder einer Drüsenstörung. Flechten zeigen sich in unterschiedlichen Formen und können sich in bezug auf das Allgemeinbefinden harmlos bis stark beeinträchtigend auswirken. So vermögen schwere Formen der Schuppenflechte (siehe dort) zum Beispiel Fieber, Eiter, starke Beschwerden und sogar Gelenkveränderungen auszulösen.

Diagnose und Behandlung von Flechten sind Sache des Arztes. Eine heilungsfördernde Unterstützung der Therapie bildet eine Teemischung, ergänzt mit Propolis.

| | |
|---|---|
| 40 Gramm Brennessel | 40 Gramm Löwenzahn |
| 20 Gramm Königskerze | 40 Gramm Ringelblume |
| 10 Gramm Labkraut | 40 Gramm Zinnkraut |

Honig in Wacholderextrakt, Propolistinktur

Für den Aufguß berechnet man einen Eßlöffel der Teemischung auf eine Tasse Wasser. Fünfzehn bis zwanzig Minuten ziehen lassen, mit zwei Teelöffeln Honig in Wacholderextrakt pro Tasse süßen (nach Abkühlen auf 35 Grad). Je Tasse noch zehn Tropfen Propolistinktur einrühren und täglich zwei bis drei Tassen zwischen den Mahlzeiten trinken.

Äußerliche Behandlung: Dreimal täglich Propolissalbe auftragen.

## Furunkel siehe Abszeß.

## Gallenwegsleiden (Honig)

Im Gegensatz zur Leber sind die Gallenwege schmerzempfindlich. Auf nervöse Stimmungen, Streß und die damit verbundene Störung des vegetativen Nervensystems reagieren sie sehr stark. Der Entleerungsmuskel, der Schließmuskel und die Gallenblase verkrampfen sich. Die Gallenflüssigkeit kann nicht abfließen, und es treten Schmerzen im rechten Oberbauch auf. Auch falsche Ernährung, falsche Kleidung und sitzende Lebensweise werden zu Auslösern von Gallenwegsstauungen, die der Organismus sehr schnell und schmerzhaft meldet. Ebenso können Gasstauungen im Gallengang heftige Schmerzen auslösen.

Solche Schmerzen machen sich ebenfalls bemerkbar, wenn der Gallenweg durch einen Gallenstein versperrt ist. Gallensteinleiden zählen zu den häufigsten Gallenwegserkrankungen. Seit der Jahrhundertwende haben sie sich verdreifacht. Ursachen dafür liegen unter anderem in bewegungsarmer Lebensweise und zu fetter, reichhaltiger und vitalstoffarmer Kost. Wie in den Ausführungen über Gelbsucht zu sehen ist (siehe dort), können sie einen der Auslöser für diese Erkrankung darstellen. Etwa zwanzig Prozent aller Menschen, die Gallensteine haben, klagen trotzdem nicht über Beschwerden. Man sollte aber immer darauf bedacht sein, durch naturbelassene, fettarme Ernährung den Cholesterinspiegel zu senken und durch einen entsprechenden Tee einer Gallenwegsentzündung und einem Gallenstau vorzubeugen.

Bei den meisten Gallenbeschwerden ist die gesamte Verdauung gestört. Auf eine gute Verdauung ist daher unbedingt zu achten. Um sie zu gewährleisten, enthalten fast alle Gallentees die Darmtätigkeit regulierende Heilpflanzen. Artischocken und Mariendistel besitzen vorzügliche medizinische Eigenschaften gegen Lebererkrankungen, Löwenzahn, Odermennig und die Pfefferminze wirken vor allem auf die Gallenwege. Bei Gasstauungen eignet sich Honig in Wacholderextrakt in Verbindung mit einer Teekombination gut.

Bei allen einfachen Beschwerden der Gallenwege:

| | |
|---|---|
| 5 Gramm Löwenzahnkraut | 15 Gramm Faulbaumrinde |
| 5 Gramm Löwenzahnwurzel | 15 Gramm Berberitze |
| 20 Gramm Kamille | 10 Gramm Kalmus |
| 15 Gramm Pfefferminze | 15 Gramm Johanniskraut |
| 15 Gramm Odermennig | 5 Gramm Bärlapp |

Honig in Wacholderextrakt

Einen Teelöffel der Wurzel- und Rindendrogen auf eine Tasse Wasser nehmen, zehn bis fünfzehn Minuten kochen lassen und vom Feuer entfernen. Nun fügt man noch einen Teelöffel (pro Tasse) der restlichen Heilpflanzen hinzu, läßt alles weitere zehn Minuten ziehen und rührt nach Abkühlen auf 35 Grad Honig in Wacholderextrakt ein. Täglich zwei bis drei Tassen trinken.

*Anmerkung:* Bei Auftreten von Schmerzen im Bereich der Gallenwege ist schnellstens ein Arzt aufzusuchen.

### Gelbsucht (Honig)

Sie kann verschiedene Ursachen haben, kommt auch schon bei Neugeborenen vor (Neugeborenen-Gelbsucht), hängt aber immer mit einem Überangebot des Gallenfarbstoffs Bilirubin im Blut zusammen (Bilirubin entsteht beim Zerfall der roten Blutkörperchen). Die Bezeichnung *Gelbsucht* bezieht sich auf die gelbliche Verfärbung der Haut, auch mancher Organe, Gewebe und mehr.

Gelbsucht ist keine selbständige Erkrankung, sondern

der Ausdruck, das Symptom, für eine vorliegende Störung. Neben anderen Ursachen unterscheidet man vor allem drei wesentliche Störfaktoren:

1. Ein erhöhter Blutzerfall hat einen Anstieg von Bilirubin im Blut zur Folge. Die Leber ist nicht mehr in der Lage, allen Gallenfarbstoff zu verarbeiten, und es bleibt zuviel Bilirubin im Blut. Diese Form kann sich bereits bei großen Blutergüssen ergeben.

2. Durch Gifte (Genußgifte, Umweltgifte, Arzneimittel), Enzymmangel oder Infektionen geschädigte Leberzellen können ihre Funktion, Bilirubin aufzunehmen, umzuwandeln und weiterzugeben, teilweise oder gar nicht mehr erfüllen, der Überschuß an Bilirubin löst eine Hautverfärbung aus.

3. Der Weg über die Gallengänge in die Gallenblase, in welche die von der Leber produzierte Galle gelangen soll, ist durch Gallensteinbildung, Entzündungen oder Geschwülste versperrt. Galle staut sich in der Leber, und Gallenfarbstoff tritt direkt ins Blut über.

In allen drei Fällen kann Honig helfend eingreifen, da er die Selbstheilungskräfte des Körpers anregt und durch seinen Traubenzuckergehalt darin unterstützt, den giftigen Gallenfarbstoff aus dem Blut abzutransportieren (EDMUND HEROLD).

Bei *Gelbsucht, Leber- und Milzleiden*

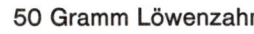

50 Gramm Löwenzahn
25 Gramm Waldmeister
25 Gramm Wegwartenblüten
Honig, Mariendisteltinktur

Den aus der Kräutermischung bereiteten Tee süßt man nach Abkühlen auf 35 Grad mit Honig. Außerdem

nimmt man zweimal täglich 20 Tropfen Mariendisteltinktur ein.

## Gicht (Honig)

Bei Gicht handelt es sich vorwiegend um eine Stoff-
wechselkrankheit, bei der sich Harnsäure im Blut und
Gewebe ansammelt und, wenn sie nicht ausgeschieden
wird, sich vor allem in Gelenken, Sehnenscheiden und
Schleimbeuteln ablagert. Dies führt schließlich zu starken, schmerzhaften Bewegungseinschränkungen (und
beinhaltet die Gefahr der Nierensteinbildung). Unter
Gicht leiden vor allem Männer, seltener vor dem vierzigsten Lebensjahr, meist danach. Die anfallartige, akute
entzündliche Reaktion betrifft bevorzugt den Bereich der
großen Zehe. Halten die schmerzhaften Schübe länger
an oder treten sie nach einiger Zeit immer wieder auf,
kommt es zur Zerstörung der Knorpelmasse, zur Verfor-
mung der Gelenke und zuletzt zu Steifheit. Neben der
akuten Gelenkentzündung kann die Gicht auch einen
chronischen Verlauf nehmen.

Ein Teil der Behandlung besteht meist in einer strengen Diät. Als wirksamer Zusatz eignet sich ein Tee aus
einer Heilpflanzenmischung, dem Honig beigegeben ist.

| | |
|---|---|
| 20 Gramm Brennessel | 15 Gramm Hauhechelwurzel |
| 40 Gramm Schafgarbe | 30 Gramm Löwenzahn |
| 20 Gramm Bohnenschalen | 10 Gramm Goldrute |
| 20 Gramm Birkenblätter | 20 Gramm Johanniskraut |
| 10 Gramm Veilchen | 10 Gramm Rosmarin |

Honig in Wacholderextrakt

Von der Kräutermischung einen Eßlöffel für eine Tasse
Wasser berechnen, kurz aufkochen lassen und nach Ab-

kühlen auf 35 Grad ein bis zwei Teelöffel Honig in Wacholderextrakt dazurühren. Täglich ein bis zwei Tassen schluckweise trinken.

## Grippe (Honig, Pollen, Gelée royale, Propolis)

Eine Grippeerkrankung ist nicht mit körperlicher Schwäche gleichzusetzen. Schwach wird der Körper erst dann, wenn er nicht mehr in der Lage ist, sich selbst gegen Krankheitserreger zur Wehr zu setzen. Die Beschwerdefreiheit von Grippebegleiterscheinungen nach einigen Tagen ist noch keine Garantie dafür, daß man nun gesund ist. Nicht ausgeheilte Krankheiten, vor allem Grippeerkrankungen, führen zur Abstumpfung der Körperabwehr und dadurch zu den eigentlichen chronischen Erkrankungen. Durch eine vitamin- und enzymreiche Nahrung, wie Honig, Pollen, Gelée royale sie darstellen, kann man der Abwehrschwäche vorbeugen und nach einer Erkrankung zu einer vollständigen Genesung beitragen.

Jeder kranke Körper braucht Zeit und Ruhe, um seine Abwehr wieder aufzubauen. Dies kann er nicht, wenn er arbeitet, wenn er sich zu früh Streßsituationen aussetzt.

Bei Fieber und Gliederschmerzen ist unbedingt Bettruhe einzuhalten (bitte auch den Arzt hinzuziehen). Eine ruhige Umgebung und viel Schlaf tragen dazu bei, chronischen Leiden vorzubeugen. Fieber und Entzündungen sind Abwehrmaßnahmen des Organismus gegen Krankheitserreger. Man darf sie nicht unterdrücken, sondern sollte sie nur abmildern, denn die Chance einer vollkommenen Heilung ist um so größer, je intensiver sich die körpereigene Abwehr aktiviert.

Wird der Abwehr- und Heilungsprozeß abgebrochen, weil der Körper und seine Kräfte anderswo benötigt werden, bleibt ihm nichts anderes übrig, als den Krankheitsherd abzuriegeln, es entstehen Herdnarben, die zum vorzeitigen Altern und zu chronischen Erkrankungen führen. Also muß alles, was den Körper in seiner heftigen Abwehrauseinandersetzung mit den Viren und Bakterien behindern könnte, vermieden werden.

Besonders betroffen ist dabei die Lunge. Ihre Aufgabe des Austauschs zwischen venösem und arteriellem Blut kann sie nur erfüllen, wenn sie gesund ist. Eine geschwächte Lunge ist nur begrenzt in der Lage, das Blut zu entgiften. Daher ist es wichtig, sie zu unterstützen.

Schon unsere Vorfahren setzten dazu Kräutertees und -säfte als Mittel bei Grippe ein, um das Herz zu stärken und den Kreislauf zu regulieren. Solche Tees und Säfte kräftigen den Körper während und nach einer Krankheit und tragen zum Erhalt der inneren Harmonie bei.

Bei Grippe mit Fieber sollte man die Einnahme von Propolistinktur, dreimal täglich 30 bis 40 Tropfen, acht bis zehn Tage lang durchführen, damit kein Rückfall eintritt.

Siehe auch Atemwegserkrankungen (Brust- und Lungentee) und Erkältungskrankheiten.


### Gürtelrose (Honig, Pollen, Propolis)

Bei Gürtelrose (Herpes zoster) handelt es sich um eine Viruserkrankung, die sich als anfängliche Hautrötung zum meist sehr schmerzhaften Bläschenausschlag entlang von Nervenbahnen entwickelt. Besonders häufig tritt die auch mit Fieber verbundene Krankheit gürtelartig im Taillenbereich auf, daher der Name Gürtelrose. Bei Menschen mit geschwächtem Immunsystem kann die Gürtelrose eine weite Ausbreitung und einen schweren Verlauf nehmen. Daher ist es wesentlich, bei ersten Anzeichen den Arzt aufzusuchen. Denn ein rechtzeitiges Einleiten der Therapie verhindert einen zu heftigen Ausbruch und hat eine schnellere Heilung zur Folge. Dazu kann noch die folgende Anweisung beitragen:

| | |
|---|---|
| 50 Gramm Bockshornklee | 50 Gramm Brennessel |
| 50 Gramm Löwenzahn | 50 Gramm Schafgarbe |
| 20 Gramm Kamille | 20 Gramm junge |
| 20 Gramm Schlüsselblumen | Holunderblüten |
| | 20 Gramm Birkenblätter |

Honig in Wacholderextrakt, Pollen, Propolistinktur

Die Dosierung für den Aufguß beträgt einen Eßlöffel Kräuter auf eine Tasse Wasser. Fünfzehn Minuten ziehen lassen, bei 35 Grad zwei Teelöffel Honig in Wacholderextrakt, dreißig Tropfen Propolistinktur und zwei Teelöffel Blütenpollen darin auflösen. Drei bis vier Tassen täglich trinken.

Äußerliche Behandlung: Die erkrankte Stelle drei- bis viermal täglich mit Propolissalbe bestreichen.

Eine ähnliche Möglichkeit bietet eine weitere Zusammenstellung:

| | |
|---|---|
| 20 Gramm Salbei | 30 Gramm Baldrian |
| 20 Gramm Erdrauch | 30 Gramm Frauenmantel |
| 20 Gramm Kamille | 15 Gramm Stiefmütterchenkraut |
| 20 Gramm Bittersüß | 10 Gramm Lindenblüten |

Honig in Ginsengextrakt, Honig in Wacholderextrakt, Propolistinktur

Man berechnet einen Eßlöffel Kräuter für eine Tasse Wasser im Aufguß. Ist der Tee auf 35 Grad abgekühlt, je Tasse einen Teelöffel Honig in Ginsengextrakt, Honig in Wacholderextrakt und 20 Tropfen Propolistinktur einrühren. Davon täglich drei Tassen trinken.

Außerdem täglich zum Frühstück drei Teelöffel Blütenpollen nehmen (gut einspeicheln!).

Äußerliche Behandlung: Die erkrankten Hautstellen dreimal täglich mit Propolissalbe bestreichen.

Nach etwa zehn bis zwölf Tagen setzt die Heilung ein. Nach dem Abheilen sollte man Pollen und Honig in Ginsengextrakt noch einige Zeit weiter nehmen.

Harnwegsentzündung siehe Nieren.

Hautregeneration siehe Seite 90.

## Herpes (Propolis)

Es ist bekannt, daß zur Bekämpfung von Viruserkrankungen kaum wirkungsvolle und erfolgreiche chemotherapeutische Methoden zur Verfügung stehen. Dies trifft besonders auf die verschiedenen Virusarten der Herpesgruppe im Bereich der Hautkrankheiten zu.

Die osteuropäische Medizin setzt schon seit längerem Propolis mit Erfolg gegen Herpesviren ein. Auch deutsche Wissenschaftler stellten durch Versuche fest, daß Propolissalbe von außen und gleichzeitig Propolistinktur von innen eine die Virusvermehrung hemmende Wirkung besitzt, vor allem bei Herpesviren.

Die Medizin unterscheidet mehrere Herpesformen, am verbreitetsten ist *Herpes simplex,* ein Bläschenausschlag, der bevorzugt die Schleimhäute beziehungsweise Schleimhautübergänge betrifft. Die Bläschen brechen nach einigen Tagen auf, verkrusten und heilen ohne Narbenbildung ab.

Besonders gerne werden die Lippen *(Herpes labialis)* und der Genitalbereich *(Herpes genitalis)* vom Herpes-simplex-Virus befallen. Eine andere Virusart ist für den *Herpes zoster,* die Gürtelrose, verantwortlich (siehe dort). Sie beginnt meist mit Fieber und brennenden Schmerzen in der Haut entlang der Nervenstränge. Die Erkrankung kann sich über Monate erstrecken, vor allem wenn der Körper über zuwenig Abwehrkräfte verfügt.

Neun von zehn Menschen tragen das Herpesvirus im Körper. Es hält sich in der Nähe des Rückenmarks und der Nervenschaltstellen auf. Dort kann das körpereigene Immunsystem nicht angreifen, weil es dabei lebenswichtige Körperzellen zerstören müßte. Sobald die Herpes-viren ihr Versteck jedoch verlassen, gelingt es einem intakten körpereigenen Abwehrsystem, diese Viren unschädlich zu machen. Wenn das Abwehrsystem aber durch äußere oder innere Belastungen geschwächt ist – ob durch nähr- und wirkstoffarme Industrielebensmittel, durch Streß, Kummer oder Krankheit – nützt das Virus solche schwachen Augenblicke aus, kommt aus seinem Versteck, wandert zu den bevorzugten Hautstellen und löst durch seine Vermehrung eine Erkrankung aus.

Nach den neuesten Untersuchungen hegt man den begründeten Verdacht, daß Herpesviren für den Gebärmutterhalskrebs bei Frauen mitverantwortlich sind. Überraschenderweise fanden Forscher heraus, daß die Schluckimpfung gegen Kinderlähmung, die eigentlich gegen das Poliovirus gerichtet ist, auch einen Schutz gegen das Herpesvirus bewirkt. Der teilweise Heilerfolg von 27 Prozent ist aber noch nicht befriedigend. Es wäre daher ermutigend, wenn Wissenschaftler mit Propolis einen guten Erfolg bei der Bekämpfung dieser Krankheit erzielen könnten. Ich bin sicher, daß dieses Naturprodukt noch einige Überraschungen durch Heilerfolge bereithält.

## Herz- und Kreislauferkrankungen (Honig, Pollen)

In der Bundesrepublik Deutschland sterben jährlich mehr als 130000 Menschen an Herzinfarkt. Unter den Sammelbegriff Herz-Kreislauf-Erkrankungen gehören die Krankheitsbilder der Arterienverkalkung, der Blutandrang zum Kopf, Bluthochdruck, chronisch kalte Füße, nervöses Herzklopfen, Krampfadern, Kreislaufstörungen, Schwindel, rheumatische Entzündungen des Herzmuskels und Nasenbluten.

Es klingt ungewöhnlich, doch der Herzkranke empfindet oft kaum Beschwerden, will es deshalb auch nicht wahrhaben, daß er wirklich krank ist. Der Herzmuskel hat nämlich keine Nerven für die Schmerzempfindung. Selbst Menschen mit schweren Herzklappenfehlern können nicht über Herzschmerzen im eigentlichen Sinn klagen.

Die fast immer als Herzbeschwerden falsch gedeuteten Schmerzen sind Hinweise auf Störungen des von willentlicher Beeinflussung unabhängigen vegetativen Nervensystems. Es regelt die Lebensfunktion des menschlichen Körpers, wie den Herzrhythmus, die Atmung, den Stoffwechsel, die Verdauung und andere. Tritt nun eine

Störung in diesem Funktionsablauf ein, hat es eine Rückwirkung auf das Nervensystem, das sich durch Schmerzen bemerkbar macht.

Eine Gefahr für das Herz und seine Tätigkeit entsteht erst dann, wenn durch vorangegangene Gefäßveränderung plötzlich die Blutzufuhr herabgesetzt und die Herztätigkeit erschwert oder unmöglich gemacht wird. Kommt es schließlich zum Verschluß eines Teils der Herzkranzgefäßarterien, ist der Herzinfarkt fast unabwendbar.

Die Ursache, warum der Herzinfarkt heute immer häufiger auftritt, ist wohl in unserem gesundheitsschädigenden Zivilisationsleben zu suchen, das Gefäßleiden geradezu fördert. An vorderer Stelle steht hier die Arteriosklerose, auf die 90 Prozent aller Herzinfarkte zurückgehen. Bei der Arteriosklerose (siehe dort) handelt es sich in der Hauptsache um eine Gefäßverengung, die durch Ablagerung fettähnlicher Stoffe (vor allem Cholesterin) und später von Kalk in der Gefäßwand entsteht.

Schon kalte und *eingeschlafene* Glieder sind Folgen mangelhafter Durchblutung, die durch Ablagerungen in den Gefäßwänden hervorgerufen wird. Diese Ablagerungen entstehen wiederum vor allem durch Überernährung und ein Zuviel an Stoffen, die der Körper nicht benötigt und daher nicht verbraucht. In den Gefäßwänden gespeichert, behindern sie den Blutstrom, so daß die vom Körperkern weiter entfernten Gliedmaßen wegen schlechter Durchblutung nicht richtig erwärmt werden können.

Schon eine Ernährungsumstellung kann bei leichten Fällen Abhilfe schaffen. Man sollte sich so ernähren, daß alles, was man ißt, auch verbraucht wird, wenn man sein Idealgewicht erreicht hat. Jedes Übergewicht ist durch zielgerichtetes Fasten abzubauen. Damit der Körper nicht an Mangelerscheinungen und Schwäche leidet, sind Honig und Blütenpollen als Wirkstofflieferanten zu empfehlen.

Eines der besten Heilmittel gegen Überernährung ist das Fasten. Es hat überdies den Vorteil, daß es nichts kostet. Durch das Fasten erhält der Körper Gelegenheit, seine Reinigungsarbeit durchzuführen und Störfaktoren zu beseitigen. Ein Kurzzeitfasten von zwei bis drei Tagen, nur mit Fruchtsaft oder Kräutertee mit Honig, ist gesund und bedeutet kein Risiko. Ein längeres Fasten mit Darmentleerung sollte jedoch von einem Arzt überwacht werden. Wenn man sich zum Fasten entschließt, ist Fröhlichkeit eine natürliche und wichtige zusätzliche Heilmedizin. Denn Ärger, den manche Menschen während der Zeit des Fastens doppelt so stark empfinden, schadet nur der Gesundheit.

Organische Schäden als Folgen von Ernährungsfehlern zeigen sich schon nach zwanzig Jahren. Begeht der Mensch dreißig oder vierzig Jahre lang täglich dieselben kleinen und auch großen Ernährungsfehler, sind die Blutgefäße so geschädigt und ist der Stoffwechsel so beeinträchtigt, daß ein Herzinfarkt ausgelöst werden kann.

Zur Entstehung von Arteriosklerose und Herzinfarkt tragen neben ernährungsbedingten Faktoren vor allem Bewegungsmangel, hoher Blutdruck, Rauchen (Nikotin), erhöhte Blutfettwerte und psychische Belastungen bei. Einem gesunden Blutgefäß, das durch eine naturbelassene, vitalstoffreiche Vollwertkost nichts von seiner Elastizität verloren hat, können ein seelischer Schock oder eine ähnliche Situation kaum etwas anhaben. Ganz anders reagiert ein verkalktes Gefäß. In diesem Fall kann eine plötzliche Belastung der Auslöser eines Herzinfarkts sein.

Hier trifft das Wort von SEBASTIAN KNEIPP zu, der meint, den Menschen bliebe die Hälfte aller Krankheiten erspart, würden sie nur halb soviel Sorgfalt darauf verwenden, sich gesund zu erhalten.

Ich möchte noch einmal an den großen griechischen Arzt HIPPOKRATES erinnern. Auch er war bereits der Ansicht, daß eine gesunde Nahrung die Körpersäfte regeneriere. Aus dieser Erkenntnis entstand die schon damals hoch entwickelte hippokratische Diätetik, die Nahrungsmittel zu Arzneien erklärte und umgekehrt. Der Hippokratismus erfaßte den ganzen Menschen, dessen Behandlung durch die ärztliche Erfahrung, verbunden mit streng wissenschaftlichem Denken, genauer Beobachtung und einem hohen ärztlich-menschlichen Ethos, gekennzeichnet war.

Im folgenden möchte ich einige Anregungen geben, die der Vorbeugung gegen Gefäßveränderungen und Herzerkrankungen dienen. Sie lassen sich nach Absprache mit dem behandelnden Arzt als begleitende Maßnahme bei einer Erkrankung durchführen.

Die erste Möglichkeit der Vorbeugung gegen einen Herzinfarkt ist die Blutgefäßpflege. Hierzu trägt eine Pflanze besonders bei, nämlich der Knoblauch. Er wurde schon vor Jahrtausenden als Mittel zur Gesundheitsvorsorge eingesetzt. Neben Knoblauch ist als tägliches Getränk, das den altersbedingten Gefäßverhärtungen entgegenwirkt, Buchweizentee mit Honig in Wacholderextrakt zu empfehlen:

Den Teeansatz (ein gehäufter Teelöffel Buchweizenkraut für eine Tasse Wasser) zwei Minuten kochen, dann fünf bis zehn Minuten zugedeckt ziehen lassen. Anschließend abseihen und nach Abkühlen auf 35 Grad Celsius den Honig in Wacholderextrakt zugeben. Von diesem Tee täglich zwei bis drei Tassen trinken.

Bei allen Herz- und Kreislauferkrankungen sollte zwar nichts ohne den Arzt unternommen werden, doch hat der Patient, in Absprache mit dem Arzt, bei der täglichen Vorsorge einen großen Spielraum, selbst etwas für sich und seine Gesundheit zu tun.

Bei bereits vorhandener Arteriosklerose bewährt sich folgende Kräutermischung, die auf Blutdruck, Gefäße, Leberstoffwechsel, Herz, Darm und Nieren wirkt und der Arterienverkalkung daher umfassend entgegentritt:

| | |
|---|---|
| 20 Gramm Mistel | 25 Gramm Brunnenkresse |
| 20 Gramm Angelika | 30 Gramm Schafgarbe |
| 15 Gramm Blasentang | 25 Gramm Raute |
| 30 Gramm Zinnkraut | 20 Gramm Weißdorn |
| 20 Gramm Hauhechelwurzel | |
| Honig | |

Von den Kräutern der ersten Spalte nimmt man einen Teelöffel für eine Tasse Wasser, setzt sie in kaltem Wasser an, bringt sie langsam zum Kochen und läßt sie zwanzig Minuten auf kleiner Flamme ziehen. Dann den Topf vom Feuer nehmen, einen halben Teelöffel auf eine Tasse Wasser für die Kräuter der zweiten Spalte berechnen, hinzufügen und alles weitere zehn Minuten ziehen lassen. Danach abseihen und bei 35 Grad Honig hinzugeben. Von diesem Tee trinkt man über mehrere Monate hinweg täglich drei Tassen. Es empfiehlt sich, dies als Kur unter ärztlicher Aufsicht durchzuführen, denn nur der Arzt kann den Erfolg feststellen und die Weiterbehandlung bestimmen.

Dem Honig kommt hier besondere Bedeutung zu, denn er fördert die Durchblutung der Herzkranzgefäße und erweitert sie. Das im Honig enthaltene Azetylcholin wirkt sich beruhigend auf den Herzrhythmus aus.

Darüber hinaus liefert der Honig mit seinem hohen Traubenzuckeranteil die für die Herzleistung nötige Energie. Denn das Herz muß das Blut durch das gesamte Kreislaufsystem pumpen. Dies geschieht in exakter zeitlicher Aufeinanderfolge durch einen Druck- und Saugvorgang (Kontraktion und Erschlaffung). Bei einem Erwachsenen werden mit jedem Herzschlag in Ruhe etwa 70 Kubikzentimeter Blut in die Arterien gepreßt, bei körperlicher Belastung steigt die Blutmenge um das Doppelte bis Dreifache (bei trainierten Sportlern). Aus dem Herzen herausgepumpt werden in Ruhestellung beim erwachsenen Menschen um fünf Liter, dieses Volumen erhöht sich bei schwerer körperlicher Arbeit um das Sechs- bis Siebenfache.

Das Tempo des Herzschlags hängt nicht nur von der Eigentätigkeit des Herzens ab, sondern vor allem von äußeren Einflüssen. Anstrengung, Hitze, Erregung, Angst oder Schreck beschleunigen ihn.

Wichtig bei alledem ist der geordnete Ablauf des Saug- und Druckvorgangs. Eine bedeutende Stellung nimmt aber auch das schon einmal erwähnte Acetylcholin ein, das im Honig ebenfalls enthalten ist. Es handelt sich um ein Gewebshormon, das die peripheren Gefäße erweitert und den Blutdruck herabsetzt. Zusätzlich enthält der Honig einen besonderen Zuckerausnützungsfaktor, den sein Entdecker, E. KOCH, als *Glykutilfaktor* bezeichnet. Der Glykutilfaktor ist wohl dafür verantwortlich, daß die Zuckerstoffe im Honig besser verwertet werden und das Herz zu höherer und dauerhafterer Leistung fähig ist.

Eine besonders günstige Verbindung, die bei Herzbeschwerden unterstützend eingreift, ist die Kombination zwischen Honig und Weißdorn, wie sie bereits das Rezept bei Arteriosklerose aufweist.

Die Heilpflanze Weißdorn verbessert die Koronargefäßdurchblutung, beeinflußt den Herzstoffwechsel regulierend und verlangsamt den Puls. Bei Herzmuskelschädigung oder Herzmuskelschwäche, Arterienverkalkung und nervösen Herzstörungen leistet der Weißdorn daher gute Dienste. Da die Pflanze ungiftig ist, löst der Weißdorn selbst bei langandauernder (ärztlich kontrollierter) Dosierung keinerlei nachteilige Nebenwirkungen aus. Bei rechtzeitiger Anwendung und bei Abstellen ungesunder Lebensweise, wie Ernährungsfehler, Hetze, Ärger, Rauchen und ähnliches, kann er dazu beitragen, daß Herzfunktionsstörungen heilen. Außerdem ist Weißdorn bei nachlassender geistiger Spannkraft, erhöhter Reizbarkeit, Schlaflosigkeit und allgemeiner Körperschwäche angezeigt. Über den Wert von Honig für das Herz wurde gesprochen. Da der Weißdorn eine verstärkte und gleichmäßige Herztätigkeit bewirkt, bilden Honig und Weißdorn eine harmonische Ergänzung, ob bei erhöhtem oder zu niedrigem Blutdruck, denn seine Inhaltsstoffe gleichen beides aus.

Für den Tee sind die Blüten und die blühenden Spitzen am geeignetsten. In ihnen finden sich die Wirkstoffe (Flavone, Amine, Purine, Triterpensäuren) am ausgeprägtesten.

## Herzbeschwerden und Kreislaufstörungen

| | |
|---|---|
| 200 Gramm Weißdorn | 100 Gramm Herzgespann |
| 100 Gramm Melisse | 40 Gramm Schafgarbe |
| 40 Gramm Baldrian | 20 Gramm Arnikablüten |
| 15 Gramm Mistel | 10 Gramm Adonisröschen- |
| 20 Gramm Gänsefingerkraut | kraut |
| Honig | |

Von der Kräutermischung zwei Teelöffel für eine Tasse Wasser abbrühen, nicht kochen, drei Minuten ziehen lassen, abkühlen lassen (bis 35 Grad) und nur mit Honig süßen. Drei Tassen über den Tag verteilt schluckweise trinken.

## Herzmuskelschwäche

| | |
|---|---|
| 10 Gramm Arnika | 20 Gramm Lavendel |
| 20 Gramm Schlüsselblume | 40 Gramm Weißdorn |
| 30 Gramm Mistel | 10 Gramm Veilchen |
| Honig (in Ginsengextrakt) | |

Für den Aufguß genügt ein Eßlöffel Kräuter auf eine Tasse Wasser. Den Tee je Tasse mit zwei bis drei Teelöffeln Honig süßen, wenn möglich mit Honig in Ginsengextrakt, und zwei bis drei Tassen täglich trinken.

## Heuschnupfen (Honig, Pollen, Propolis, Waben)

Die Volksmedizin unterscheidet drei Stadien von Heuschnupfen, und zwar von schwach bis heftig. Ursache ist eine Überempfindlichkeit (Allergie) gegenüber den in der Atemluft schwebenden Staubteilchen, vor allem Blütenstaub, aber auch Hausstaub, Staub von Tieren, gegenüber Chemiedämpfen und anderem mehr. Solche Allergien können sehr heftig verlaufen, ein *Allergieschock* bedeutet häufig eine lebensbedrohende Situation.

Bezieht sich die allergische Reaktion auf Blütenpollen, kann man den Körper mindestens einen Monat vor der Blütezeit der entsprechenden Pflanze durch sich langsam steigernde Gaben dieser Pollenart bereits daran gewöhnen und abwehrbereit machen. Auch Honig, der ja stets etwas Pollen enthält, dient diesem Zweck, wenn er von den allergieauslösenden Blüten stammt.

Als bewährtes Mittel empfiehlt es sich ebenfalls, einen Monat vor dem voraussichtlichen Beginn der Erkrankung, also einen Monat vor der Blütezeit, täglich einmal Bienenwaben zu kauen. Bei Heuschnupfen mittleren Grades dreimal täglich Waben kauen und dreimal täglich ein Stück Würfelzucker mit zehn Tropfen Propolistinktur beträufeln und im Mund zergehen lassen. Bei heftigem bis schwerem Heuschnupfen den Arzt aufsuchen.

**Husten** siehe Erkältungskrankheiten.

**Jucken** siehe Altersjucken.

**Karbunkel** siehe Abszeß.

**Klimakteriumsbeschwerden** siehe Wechseljahre.

**Kraftlosigkeit nach schwerer Krankheit**
(Honig, Pollen)

Jede Erkrankung schwächt den Organismus, vor allem bei längerer Dauer, da er alle Kräfte abziehen und zur

Abwehr gegen Krankheitserreger einsetzen muß. Um ein Wiedererlangen der Kräfte zu fördern und zu beschleunigen, bieten sich Honig und Pollen aufgrund ihres Nähr- und Wirkstoffreichtums als ideale Helfer an.

 Sechsmal täglich eine Tablette Nr. 2 Calcium phosphoricum, drei Teelöffel Blütenpollen zum Frühstück und täglich zwei Teelöffel Honig in Ginsengextrakt zu sich nehmen.

### Krampfadern (Honig, Pollen, Gelée royale, Propolis)

Als manchmal schmerzhafte Ausdehnung schwacher oder überlasteter Venenwände zeigen sich Krampfadern meist oberflächlich, und zwar häufig an den Unterschenkeln. Durch eine ererbte Bindegewebsschwäche bedingt, oder durch Stauungszustände aufgrund anhaltender Belastungen hervorgerufen (langes Stehen, hohes Körpergewicht, Schwangerschaft, einengende Kleidung), bilden sich Krampfadern nicht mehr zurück, sondern lassen sich nur operativ entfernen. Starke Krampfadern können zu Entzündungen und weiteren Komplikationen führen. Vorbeugend ist zur Verhinderung von Durchblutungsstörungen und Stauungen Bewegung und Druckentlastung anzuraten, langes Sitzen mit angewinkelten Beinen oder langes Stehen sollte man nach Möglichkeit vermeiden. Bei beginnenden Krampfadern ist  eine Unterstützung der Venen mit den nachstehenden Maßnahmen günstig:

*Innerlich:* Blutreinigung, wie beschrieben (siehe Blut).
*Äußerlich:* Ringelblumensalbe im Wechsel mit Propolissalbe auftragen.

## Krätze (Honig, Propolis)

Verursacher ist eine Milbe, die in die Haut eindringt und sich dort durch Eiablage vermehrt. An der Hautoberfläche zeigt ein Knötchenausschlag ihren Aufenthalt an, der heftigen Juckreiz auslöst. Kratzen fördert das Entstehen von Ekzemen, die chronisch werden können. Da sich die Milbe nur durch chemische Mittel beseitigen läßt, sollte man keine Selbstbehandlung versuchen. Man kann die ärztliche Behandlung und den Heilungsprozeß jedoch unterstützen.

| | |
|---|---|
| 20 Gramm Arnika | 10 Gramm Walnußblätter |
| 40 Gramm Brennessel | 5 Gramm gelber Enzian |
| 30 Gramm Kamille | 5 Gramm Meisterwurz |
| 10 Gramm Klette | 5 Gramm Süßholz |
| 20 Gramm Königskerze | 5 Gramm Sauerklee |
| 10 Gramm weiße Taubnessel | 10 Gramm Veilchen |
| 20 Gramm Zinnkraut | 10 Gramm Wegwarte |
| Honig in Wacholderextrakt | |

Den Aufguß aus einem Eßlöffel Kräuter und einer Tasse Wasser fünfzehn bis zwanzig Minuten ziehen lassen. Nach Abkühlen auf 35 Grad Celsius zwei Teelöffel Honig in Wacholderextrakt je Tasse einrühren und zwei- bis dreimal täglich eine Tasse zwischen den Mahlzeiten trinken.

Äußerliche Behandlung: Auf die erkrankten Stellen dreimal täglich Propolissalbe auftragen.

## Krebs (Honig, Pollen, Gelée royale, Propolis)

Forscher und Ärzte in aller Welt wurden nie müde zu erklären und auch wissenschaftlich zu untermauern, daß der Krebstumor nicht Ursache, sondern Symptom langzeitlich wirkender Veränderungen im menschlichen Organismus ist. Diese nehmen ihm die Fähigkeit, entartete Zellen zu erkennen und zu vernichten, ehe sie Krebstumore bilden können. Die meisten Menschen verfügen über intakte Abwehr- und Reparaturmechanismen, die Abweichungen von der genetisch angelegten Norm des lebenden Organismus selbständig erfassen und beheben. Bilden entartete Zellen einen Krebstumor, bedeutet dies, daß das Immunsystem nicht mehr normal arbeitet. Ein Tumor ist also die Folge eines geschädigten Abwehrsystems. Diese Schädigung und nicht der Tumor ist die wirkliche Ursache der Krebserkrankung.

Die Behandlung des Tumors allein kann das Krebsproblem nicht lösen. Sie muß um die Behandlung des tumorproduzierenden Menschen in seiner Ganzheit erweitert werden.

Die Wiener Ärzte R. STÖGER und SMOLING sind der Meinung, daß Krebs reversibel sei, das heißt, daß eine Krebszelle sich in eine gesunde, nicht entartete Zelle zurückverwandeln könne – eine Hypothese, die die Schulmedizin nicht anerkennt.

Ich möchte hier keine Anweisungen oder Vorschläge für Behandlungen geben, denn die Erkrankung gehört in die Hand eines erfahrenen, auch mit der Naturheilkunde vertrauten Arztes. Die nachstehenden Ausführungen beabsichtigen daher auch keineswegs, den gesamten Problemkreis abzudecken, es seien mir nur einige Anhaltspunkte erlaubt.

Krebs ist nicht ausschließlich ein Phänomen unseres Jahrhunderts, sondern es gab ihn sozusagen immer schon. Bereits aus früher Zeit liegen Knochenfunde vor, die Anzeichen von Krebserkrankungen aufweisen. Die ersten, die bösartige Geschwülste als *Krebs* bezeichneten, waren hippokratische Ärzte. Daß die Zahl der Krebserkrankungen in unserem Jahrhundert so drastisch angestiegen ist, muß wohl im Zusammenhang mit der Zunahme krebsauslösender Faktoren gesehen werden.

Krebs ist grundsätzlich heilbar, das haben schon viele Ärzte bewiesen. Bei allen Systemerkrankungen, wie Krebs oder Herz- und Kreislaufkrankheiten sie darstellen, ist jedoch eine möglichst breit angelegte Behandlung angezeigt.

Die Literatur über Krebserkrankungen ist bereits ins Unüberschaubare angewachsen, aber das Ergebnis aller Bemühungen blieb unverändert: Ein bestimmtes Mittel gegen den Krebs gibt es noch nicht. Der Schulmedizin stehen zu seiner Behandlung im wesentlichen drei Methoden zur Verfügung: die chirurgische Entfernung des erkrankten Gewebes *(Stahl),* die Strahlentherapie *(Strahl)* und die Chemotherapie. Trotz verschiedener Behandlungsmöglichkeiten ist die Krebssterblichkeit verhältnismäßig hoch. Dazu besteht die Ansicht, daß die wirksamen Substanzen und Stoffe, die eine Wachstumshemmung auf kranke Zellen ausüben, meist auch toxisch sind. Diese Giftigkeit beinhaltet aber gleichzeitig Nebenwirkungen auf gesunde Organe. Daher resultieren die oft schweren Auswirkungen auf Krebspatienten aus den heute noch unvollkommenen Therapiemethoden.

Eine dauerhafte Heilung ist nur möglich, wenn der Organismus in seiner Abwehr- und Steuerfunktion wieder aktiviert wird und lernt, die Produktion neuen Gewebes auf den tatsächlichen Bedarf abzustimmen. Doch wie ist dies zu erreichen?

Wie schon gesagt, gelingt es der körpereigenen Abwehr normalerweise, Krebszellen zu vernichten. Aber das Abwehrsystem kann durch vielerlei Faktoren oder Einflüsse geschwächt werden, und die Bildung von Krebszellen nimmt überhand. Erst wenn sich tausend und mehr Krebszellen an einer Stelle des Körpers festsetzen, entstehen sogenannte *Metastasen*. Dieser Prozeß kann sehr langsam oder auch schnell vor sich gehen. Häufig vergehen vom Zeitpunkt seines Werdens bis zu seiner Entdeckung mehrere (bis zu zwanzig) Jahre, ohne daß man Anzeichen davon bemerkt. Es ist durchaus möglich, daß ein Krebs nicht weiterwächst, nachdem er sich gebildet hat. Und auch wenn er gewachsen ist, muß er nicht unbedingt Beschwerden erzeugen. Da der Krebs nicht immer lokal begrenzt bleibt, sondern oft den gesamten Organismus einbezieht – also den ganzen Menschen betrifft –, ist eine ganzheitliche Therapie, wie erwähnt, am zielführendsten.

Dabei spielt eine gesunde und sparsame Ernährung eine ebenso wichtige Rolle wie ausreichender Schlaf, frische Luft, eine angenehme Umgebung und eine entsprechende psychische Betreuung. Vor allem der Ernährungsfaktor ist zu berücksichtigen, da er dem Organismus die für den Stoffwechsel und sonstige Lebensvorgänge notwendigen Stoffe liefert. Auf die Ernährung stützt sich die körpereigene Abwehr, daher ist auf ihre Qualität, ihren Wirkstoffreichtum größter Wert zu legen.

Hat sich erst eine Krebszelle gebildet, so ist sie gefräßiger als alle anderen Zellen. Für ihr unkontrolliertes Wachstum benötigt sie mehr Sauerstoff und mehr Aufbaustoffe als die gesunden Zellen. Überfüttern wir unseren Organismus, mästen wir in erster Linie die Krebszellen. Setzen wir unseren Organismus auf schmalere Kost,

werden vorrangig die Krebszellen davon betroffen. Das
ließe den Schluß zu, daß viele Krebserkrankungen durch
eine vernünftige Ernährung vermieden werden könnten.
Der Naturmediziner SIEGFRID BLOCK meint: »Man kann
den Krebs füttern. Man kann ihn aushungern. Man
kann aber auch verhindern, daß er überhaupt entsteht.«

Die Frage, ob Krebs sich mit Hilfe der Ernährung verhindern oder heilen läßt, ist bis heute umstritten. Unbestritten ist jedoch, daß die Ernährung einen erheblichen
Einfluß auf das Krebsgeschehen ausübt. Denn es ist von
entscheidender Bedeutung, das Immunsystem während
jeder Krebsbehandlung so zu stärken, daß der Organismus fähig ist, kleine Krebszellennester selbst zu vernichten. Die Naturmedizin betont ja allgemein die Mitver-
antwortlichkeit der Ernährungs- und Essensgewohnheiten
für die Abwehrfähigkeit des Körpers gegen Krankheiten.

Wissenschaftler haben zum Beispiel den Zusammenhang zwischen der Kalorienzufuhr und Krebs untersucht. Unter anderem fanden sie, daß dort, wo Menschen zuviel Fett, zu viele Proteine, zuviel weißes Mehl
und zuviel weißen, also raffinierten Zucker zu sich nehmen, bestimmte Krebsarten vermehrt auftreten.

Den Kampf gegen den Krebs führen die Abwehrkräfte
des Körpers, deren stärkste Waffe die Enzyme (Fermente) darstellen. Mit Hilfe der Enzyme werden die Krebszellen angegriffen, zerlegt und abtransportiert.

Enzyme sind Eiweißverbindungen, die alle biochemischen Reaktionen im Körper erst ermöglichen und diese
auch beschleunigen können. Sie wirken als Biokatalysa-
toren, das heißt, sie veranlassen, daß ein chemischer
Vorgang abläuft, daß sich für den Zellaufbau und
-abbau nötige Stoffgruppen vereinigen und wieder lösen.

Ohne sich selbst dabei zu verändern, sorgen Enzyme dafür, daß Baustoffe entstehen und die zur Energielieferung notwendigen Umwandlungs- und Verbrennungsvorgänge zustande kommen. Sie sind an allen Stoffwechselvorgängen in lebenden Organismen beteiligt, ohne sie und ihren sinnvoll geordneten Einsatz kann sich gesundes Leben nicht vollziehen, ja wäre die Existenz von Lebewesen unmöglich.

Enzyme oder Fermente sind im Honig, im Pollen, in Gelée royale und in der Propolis enthalten. (Sie sind allerdings sehr hitzeempfindlich, diese Produkte dürfen daher nicht über 35 Grad erwärmt werden!)

Im Honig ließen sich fünf Fermente auffinden, die ihm zum größten Teil mit dem Drüsensekret der Bienen beigegeben werden. Bei reicher Tracht sind die Bienendrüsen in ihrer Fermenterzeugung etwas überfordert, denn auch beim Umtragen des Sammelguts sollen noch Drüsenfermente zugegeben werden. Daher ist Honig von mäßigem Trachtangebot fermentreicher als solcher aus einer Massentracht. Da in unseren klimatischen Regionen kaum je eine Massentracht zustande kommt, genießt der heimische Honig den Vorzug des Fermentreichtums gegenüber den Riesenerträgen aus südlichen Gebieten.

Es wäre vermessen zu behaupten, Bienenerzeugnisse seien wirksam gegen Krebs. Weder Pollen noch Gelée royale, Honig oder Propolis töten Krebszellen. Aber neben der Zufuhr von Fermenten sind Pollen und Gelée royale durch ihre Wirkstoffe imstande, die Zellatmung und die Sauerstoffversorgung krebsigen Gewebes zu verbessern, Propolis wirkt überdies desinfizierend und somit gegen schädliche Mikroorganismen.

Allerdings lassen manche neuere Forschungsergebnisse aufhorchen. Seit einigen Jahrzehnten befassen sich medizinische Untersuchungen mit den Inhaltsstoffen der Propolis. Als eigentliche Träger der Wirkung von Propolis wurden inzwischen die in ihr konzentrierten Flavone identifiziert, also Pflanzenfarbstoffe mit Vitamincharakter. Sie sind auch an einem Prozeß beteiligt, durch den der Kieler Biochemiker BENT HAVESTEEN eine bisher unentdeckte Wirkung der Propolis erkannte. So soll Propolis des Wachstum bösartiger Tumoren verhüten, indem es unter anderem mit seinen Flavonen die Zellmembran verstärkt. Dadurch wird um die Molekülketten des Erbmaterials ein schützendes Netz aufgebaut, und krebserzeugende Stoffe (zum Beispiel Teerstoffe) finden keinen Angriffspunkt. Weitere Eigenschaften der Flavone üben ebenfalls Wirkungen aus, die vor allem für die Vorbeugung vor Krebs von großer Bedeutung sein können.

Diese Entdeckung vermag der Krebsforschung vielleicht einen neuen Impuls zu geben. Denn auf der Suche nach krankhaften Zellstrukturen befaßte man sich bisher zuwenig damit, die Abwehrkraft der Zelle gegen Krebsauslöser anzuregen. Und es scheint nicht ausgeschlossen, daß Flavone aus der Propolis den verhängnisvollen Prozeß der Krebsentstehung möglicherweise verhindern. Überdies hätte Propolis, wie alle Bienenerzeugnisse, den Vorteil, daß man sie einsetzen kann, ohne schädliche Nebenwirkungen fürchten zu müssen, wie sie bei sonstigen krebshemmenden Mitteln auftreten.

Es gibt viele Möglichkeiten, das Immunsystem des Körpers zu stärken und zu aktivieren, aber keine ist für sich allein hundertprozentig. Deshalb erweist es sich bei

der Vorbeugung und bei der Behandlung von Krebserkrankungen immer als angezeigt, eine sinnvoll abge-
stimmte Kombination mehrerer Hilfsmittel und Methoden zu erreichen.

Was wir in jedem Fall selbst beitragen können, ist,
den Körper durch eine entsprechende Ernährung zu
schonen und zu unterstützen. Deshalb darf ich an dieser
Stelle nochmals darauf zurückkommen und einige allgemeine Regeln nennen, die sowohl der Vorbeugung dienen als auch bei einer Krebserkrankung wirkungsvoll
und überdies leicht einzuhalten sind.

1. Nehmen Sie naturbelassene Nahrungsmittel, zum Beispiel auch Vollkornprodukte, zu sich. Schale und
   Keimling des Getreidekorns bergen wertvolle Mineralsalze und Spurenelemente sowie viele Vitamine
   und wichtige Hormone (die etwa Prostatawucherun-
   gen verhindern). Also nur Vollwertnahrung essen, sie
   steigert die körperliche Abwehr. Reduzieren Sie alles,
   was konserviert, raffiniert, veredelt, zerkocht, gegrillt
   ist. Sorgen Sie für eine ausreichende Versorgung mit
   Vitaminen und Mineralstoffen.
2. Entgiften Sie Ihren Körper durch Schwitzen oder
   durch körperliche Bewegung. Fasten Sie hin und wieder. Den Gesunden wird eine solche Lebensweise gesund erhalten. Für den Krebskranken jedoch kann sie
   über Leben und Tod entscheiden, sie ist möglicherweise seine wichtigste Waffe.
3. Jede Überfütterung vermeiden. Das Verdauungssystem ist in jedem Fall schwer gestört und muß ge-
   schont werden, wenn eine schwere Krankheit zum
   Ausbruch kam.

4. Zur Schonung des Magen- und Darmbereichs häufig, dafür aber nur kleine Portionen essen. Abends fasten, die Verdauung befindet sich nach 19 Uhr in ihrer Ruhephase und ist deshalb nicht mehr voll funktionsfähig.

5. Krebskost bedeutet Schonkost. Honig, Pollen, Sauermilch, Joghurt, milchsauer eingemachte Gemüsesäfte verbessern die Darmflora.

6. Auf Fleisch, Fisch und Wurst muß der Krebskranke so lange verzichten, bis sein Verdauungsbereich beschwerdefrei ist. Danach kann er täglich bis zu 200 Gramm fettfreies Fleisch, gekocht oder in der Folie gebacken, zu sich nehmen.

7. Grundsätzlich verboten sind von dem Tag an, an dem die Diagnose erstellt wurde, bis zum letzten Tag der Behandlung: weißes Mehl, weißer Zucker und Nikotin. Das weiße Mehl sollte durch Vollkornmehl, Zucker durch naturreinen Imkerhonig ersetzt werden. Noch besser sind ein mit Gelée royale und Blütenpollen angereicherter Honig und eine bestimmte Menge Propolistinktur in einer bestimmten Menge Rote-Bete-Saft.

8. Eine mit dem Arzt abzusprechende, speziell zusammengestellte Teekombination ist ebenfalls anzuraten. Es ist nicht erwiesen, daß eine solche Diät Krebs heilt, aber es gibt Fälle, bei denen diese Diät Erfolg hatte. Unabhängig davon hilft sie dem Kranken bei der Genesung und unterstützt alle anderen ärztlichen Behandlungsmethoden.

Kreislauf siehe Herz.

## Leber (Honig, Pollen, Propolis)

Mit einem Gewicht von eineinhalb Kilogramm beim erwachsenen Menschen ist die Leber die größte Drüse im Körper. Zugleich gehört sie zu den wichtigsten Organen, da sie an zahlreichen Stoffwechselvorgängen beteiligt ist. Es gibt kaum einen biochemischen Vorgang in unserem Organismus, den sie nicht in irgendeiner Form beeinflußt. In vielen Milliarden Leberzellen können zu gleicher Zeit hunderte von chemischen Prozessen ablaufen. Kein Mensch wäre imstande, ein Labor zu schaffen, um Gleiches zu vollbringen. Durch ihre vielfältigen Aufgaben und die damit verbundene hohe Leistung verbraucht die Leber allein ein Viertel des gesamten Sauerstoffangebots im Körper.

Zu ihren Aufgaben zählt die Versorgung des Darms mit Gallenflüssigkeit, die Entgiftung des Bluts durch Umwandlung der Eiweißstoffwechselschlacken in Harnstoff (der ausgeschieden wird), die Verarbeitung von Eiweißen und Fetten zu Kohlenhydraten und das Speichern von Kohlenhydraten in Form von Glykogen.

Bei Glykogen handelt es sich um einen aus Traubenzuckereinheiten aufgebauten Mehrfachzucker. Er muß dem Stoffwechsel als sofort zugängliche Reservekohlenhydrate bei Bedarf zur Verfügung stehen, um einen reibungslosen Funktionsablauf aller Körpervorgänge zu gewährleisten. Auch jeder Muskel enthält eine eigene Reserve an Muskelglykogen. Sobald die im Blut vorhandene Menge an freiem Traubenzucker, das ist ein Gramm pro Liter Blut, verbraucht ist, wird das Glykogen als Traubenzucker von der Leber in die Blutbahn abgegeben. Die zahlreichen Funktionen der Leber können von ihr um so besser gemeistert werden, je besser sie mit Glykogen versorgt ist, je schneller sie in belastender Situation Traubenzucker zur Verfügung stellen kann. Bienenhonig, vor allem Blütenhonig, enthält einen hohen Anteil an Trauben- und Fruchtzucker. Den Traubenzucker kann der Organismus und damit auch die Leber sofort ausnützen, der Fruchtzucker im Honig unterstützt sie, indem er die Glykogenbildung anregt.

Außerdem dient die Leber als Blutspeicher, sie vermag bis zu zwanzig Prozent der gesamten menschlichen Blutmenge aufzunehmen und ist neben der Lunge des blutreichste Organ.

Die Leber ist allgemein robust, reagiert aber auf Beeinträchtigungen manchmal sehr empfindlich. Ärger, Streß, Kummer, Gifte (von Pflanzenschutzmitteln, die nicht wieder ausgeschieden werden, Nikotin oder durch Medikamentenmißbrauch), auch Abgase, die durch die Haut zur Leber gelangen, fügen ihr Schaden zu.

Durch viele Jahrtausende hat die Leber gelernt, natürliche Stoffe zu verarbeiten, zu entgiften und unserem Körper nutzbar zu machen. Gegenüber den künstlich entwickelten Substanzen, wie sie aus Medikamenten oder Umweltgiften stammen, ist sie ziemlich hilflos. Als ihr größter Feind gilt jedoch der Alkohol, die meisten Lebererkrankungen gehen auf übermäßigen Alkoholgenuß zurück. Alkohol raubt der Leber Sauerstoff. Zum Verarbeiten sogenannter *harter* Alkoholika benötigt sie neunzig Prozent ihres gesamten Sauerstoffanteils. Häufig führt der hohe Sauerstoffverlust zu einem Schock der Leber. Sie setzt den Fettstoffwechsel nicht fort, das Fett bleibt in ihr, und es entsteht die Fettleber. Nimmt man über einen längeren Zeitraum ein Übermaß an Alkohol zu sich, kommt eine Vergiftung des Körpers hinzu.

Laut Statistik trinkt zum Beispiel jeder Bürger der Bundesrepublik Deutschland ab dem vierzehnten Lebensjahr zwölf Liter Alkohol im Jahr. Vor nahezu vierzig Jahren, 1950, kamen noch fünf Liter Alkohol auf jeden Bürger. Bei Frauen, die bis zu 30 Gramm, und Männern, die bis zu 70 Gramm innerhalb von 24 Stunden zu sich nehmen und eine gesunde Leber besitzen, kann sie diese Menge ohne Schaden verarbeiten, darüber hinaus aber treten schon die ersten kleinen Leberschäden ein. Viele kleine Schäden summieren sich zu einem großen Schaden. Sollte es, aus welchem Anlaß auch immer, einmal vorkommen, daß man dem Alkohol mehr zugesprochen hat, als man wollte, kann man ihn mit einem Glas warmem Wasser, in das zwei Teelöffel Honig und 20 bis 30 Tropfen Propolistinktur eingerührt sind, neutralisieren und Leber und Kreislauf unterstützen.

Einmal überfordert, sollte man der Leber eine längere Ruhepause und Erholungsphase gönnen. Tut man das nicht, quittiert sie es mit schweren Entzündungen bis hin zum raschen Verfall, von der Fettleber bis zur Zirrhose, dem Schwund des Lebergewebes.

Hier wird schon vielfach die Natur- und Erfahrungsmedizin eingesetzt, zum Beispiel in der Anwendung eines aus der Mariendistel gewonnenen Präparats. – Auch die heilige HILDEGARD VON BINGEN (1098 bis 1178) empfahl die Mariendistel als Heilmittel bei Leberbeschwerden. – Es besteht noch eine Reihe anderer Heilkräuter, die die Funktion der Leber anregen, aber auch Bienenhonig, Pollen und Propolis lassen sich erfolgreich einsetzen. Sie entgiften die Leber und tragen zu ihrer Regeneration bei, sofern noch keine größeren Schäden vorhanden sind.

Von der Belastung der Leber durch Gifte wurde bereits gesprochen. Nikotin und Medikamente fanden Erwähnung. Ist die Leber durch den übermäßigen Genuß solcher Gifte, oder, noch gefahrvoller, durch die Sucht danach geschädigt und kann sie ihre Entgiftungstätigkeit nicht mehr leisten, bleibt das Gift im Blut. Mit dem Blut gelangt es in den Kreislauf, in Herz und Gehirn, wo es nach einiger Zeit bleibende Beeinträchtigungen verursacht.

Daraus ist zu ersehen, wie wesentlich ein ordnungsgemäßes Funktionieren der Leber ist, da unsere Gesundheit zu einem großen Teil von ihr abhängt.

Bis heute sind nicht alle Geheimnisse der Leber gelüftet.

Obwohl Leber und Galle miteinander verbunden sind, werden sie bei einer Erkrankung getrennt behandelt. Es würde zu weit führen, nun auf alle Leber- und Gallenwegserkrankungen ausführlich einzugehen. Mit dem bisher Angeführten möchte ich nur deutlich machen, wie wichtig es ist, durch entsprechende Lebensweise und naturbelassene Lebensmittel ein so bedeutendes und vielseitiges Organ gesund und leistungsfähig zu erhalten. Daß die Leber sich nicht sofort gegen Überforderungen und Schädigungen wehrt, ist wohl auf das Fehlen von Schmerzempfindungsnerven zurückzuführen. Besäße sie Empfindungsnerven, würden wir diese schwer arbeitende und oft vernachlässigte Drüse spüren und sie nicht – viel zu oft – überlasten, bis sie schließlich mit Störungen antwortet. Ein erfahrener Arzt sagte mir einmal: »Der Schmerz ist der Freund des Menschen.« Es gäbe wohl keinen Alkoholismus, wenn die Leber auf jeden Schluck Alkohol mit einem heftigen Schmerz reagierte.

Als Folge der Unempfindlichkeit der Leber stellt man einen Leberschaden erst fest, wenn schon ein größerer Defekt vorliegt. Ihn zu beheben, bedarf dann meist einer langwierigen Behandlung.

Um eine sogenannte *Wohlstandsleber* zu vermeiden, ist in jedem Fall eine vorbeugende Pflege zu empfehlen. Der nachstehende *Lebertee* regt die Funktionen der Leber an und unterstützt deren Stoffwechsel.

| | |
|---|---|
| 10 Gramm Pfefferminze | 10 Gramm Odermennig |
| 20 Gramm Löwenzahl | 10 Gramm Wegwarte |
| 10 Gramm Schafgarbe | 10 Gramm Kalmus |
| 10 Gramm Tausendgüldenkraut | 8 Gramm Engelwurz |
| 10 Gramm Johanniskraut | 5 Gramm Bitterklee |
| 10 Gramm Andorn | 10 Gramm Petersilienwurzel |
| 5 Gramm Wermut | 10 Gramm Gänseblümchen |
| 10 Gramm Königskerze | 10 Gramm Ringelblume |

Honig, Rettich, Propolistinktur, Blütenpollen

Von der Kräutermischung benötigt man zwei Teelöffel je Tasse Wasser. Leicht aufkochen und zwei Minuten ziehen lassen. Dem Tee gibt man je Tasse nach Abkühlen auf 35 Grad einen Teelöffel Honig zu, den man durch einen ausgehöhlten Rettich laufen ließ (einen Rettich aushöhlen, unten ein Loch einstechen und mit Honig auffüllen). Weiterhin kommen in jede Tasse Tee fünf bis zehn Tropfen Propolistinktur und ein Teelöffel Blütenpollen. Drei Tassen über den Tag verteilt schluckweise trinken.

Rettich stärkt die Gallenwege, wirkt Gallenstauungen und der Bildung von Gallengries entgegen. Als wertvolle Heilpflanze wird der Rettich gern in die Leberschutztherapie mit einbezogen.

Leber und Galle unterstützende Heilmittel und Rezepte sollen aber nur unter ärztlicher Aufsicht zur Anwendung kommen, deren Wichtigkeit hier nochmals betont sei. Ohne sie darf vor allem ein ernsthaftes Leberleiden nie behandelt werden. Die enge Verbindung von Leber- und Gallenwegen sollte auch schon beim geringsten Symptom von Gallenwegsbeschwerden den Gang zum Arzt nicht überflüssig erscheinen lassen.

Als bedeutendste leberwirksame Heilpflanze hat sich die Mariendistel erwiesen. Sie wird bereits seit 2000 Jahren bei Leberleiden verordnet, doch gelang es erst vor 20 Jahren, den dafür verantwortlichen Hauptwirkstoff *Silymarin* zu isolieren. Als Leberschutzmittel können Präparate der Mariendistel, besonders der Mariendisteltee und die Mariendisteltinktur (dreimal täglich 20 bis 30 Tropfen), unbedenklich über längere Zeit eingenommen werden. Die gute Verträglichkeit macht die Pflanze für eine Langzeittherapie geeignet.

Eine Tasse Mariendisteltee bereitet man als fünfzehnminütigen Aufguß zu, für den ein Teelöffel der Früchte (Körner) benötigt wird. Davon trinkt man täglich vor den Mahlzeiten eine Tasse warm und mit Honig gesüßt.

Siehe auch Gallenwegsleiden und Gelbsucht.

## Magen, Darm und Beschwerden des Magen-Darm-Trakts (Honig, Pollen, Propolis)

Die Verdauung unserer Nahrung beginnt bereits im Mund, wo sie von den Zähnen zerkleinert und durch die Kaubewegungen mit dem Speichel durchmischt wird. Das Sprichwort »Gut gekaut ist halb verdaut« hat seine volle Berechtigung. Auch bei einem Heiltee ist es wichtig für die Wirksamkeit, ihn beim Trinken gut einzu-speicheln. Erreicht die Speise den Magen und wird sie von den Magensäften durchsetzt, hört die Wirkung der Fermente aus dem Speichel auf. Das Mageninnere ist mit Schleimhaut ausgekleidet, sie enthält zahlreiche Drüsen, die den Magensaft und den Magenschleim produzieren. Lange bevor der erste Bissen den Mageneingang passiert, wird bereits Magensaft abgesondert. Schon die Vorstellung, erst recht der Anblick und das Aroma appetitlicher Speisen genügen, um die Magendrüsen zu aktivieren.

Im Magen durchmischt die Magenmuskulatur die Speise mit den Magensäften zu einem Brei, der dann durch Bewegungen der Magenwand an den Darm, das heißt zuerst an den Dünndarm, weitergegeben wird.

Der Darm gliedert sich in zwei anatomische und funktionelle Einheiten: Der Dünndarm beginnt mit dem etwa dreißig Zentimeter langen Zwölffingerdarm. Ihm führen der Gallengang – die Verbindung zur Leber – und die Bauchspeicheldrüse Verdauungssäfte zu. Eine gute Verdauung kann nur erfolgen, wenn Leber und Bauchspeicheldrüse ausreichend funktionsfähig sind. An den Dünndarm schließt sich der Dickdarm an, dessen letzter Abschnitt den Mastdarm bildet. Dieser wird auch oft als eigene Einheit betrachtet.

Die Zotten der Dünndarmschleimhaut vergrößern die Oberfläche der Darmwand um ein Vielfaches, damit die Bestandteile der Nahrung aufgesaugt werden können. Mit der Gallenflüssigkeit und den Enzymen der Bauch-speicheldrüse, die die Nahrung in ihre Grundbestandteile zerlegen, werden die wichtigen Nahrungsmittelbestand-teile von der Schleimhaut des Dünndarms aufgenommen, gelangen in die Blutbahn und werden zur Leber befördert. Die rhythmischen wellenartigen Bewegungen des Darms transportieren den Speisebrei weiter. Die Darmmuskulatur erzeugt die nötigen Bewegungen, damit der Speisebrei den langen und verwinkelten Weg ohne Stockungen durchläuft und der unbrauchbare Rest den Körper recht bald verläßt. Wir wissen, daß nach einer Mahlzeit der ganze Verdauungsapparat bis hin zur Leber viel stärker durchblutet wird. Der Darm braucht also ein gutes, leistungsfähiges Herz und eine intakte Leber.

Die Hilfe von Honig ist hier von großer Bedeutung. Er besitzt einen positiven Einfluß auf die Organe, und bei der Verdauungsarbeit kommt die leicht abführende Wirkung des Honigs hinzu, der die Darmbewegung kräftigend und beschleunigend unterstützt. Diese Wirkung  läßt sich noch durch zwei bis drei Teelöffel Pollen morgens zum Frühstück unterstützen.

Sind der Ablauf der Nahrungsverarbeitung oder eine Funktion der daran beteiligten Organe gestört, entstehen Beschwerden und Erkrankungen im Magen-Darm-Bereich.

Magen- und Darmerkrankungen können vielfältige Ursachen haben. Ganz besonders Streß, nervliche Überbeanspruchung, seelische Belastungen rufen Schleimhautentzündungen, auch Magen- und Zwölffingerdarmgeschwüre hervor. Bei der Magenschleimhautentzündung spielt die vermehrte Magensaftproduktion eine wichtige Rolle. Auslösend wirken unter anderem Aufregung und Ärger, vor allem, wenn sie unterdrückt werden. Weitere häufige Ursachen sind starkes Rauchen, der übermäßige Genuß von hochprozentigem Alkohol, auch zu heiße und zu scharf gewürzte Speisen tragen mit zur Geschwürbildung bei.

Ein Beispiel für Darmleiden bei nervlich-seelischer Überlastung:

Eine junge Frau, nennen wir sie Ingrid, 20 Jahre alt, sucht wegen Verdauungsbeschwerden den Arzt auf. Er stellt eine Gärungsdyspepsie fest, eine Störung der Kohlenhydratverdauung. Ingrid beginnt selbst eine Behandlung mit Tabletten, aber ohne Erfolg. Ein anderer Arzt stellt eine endokrine Störung fest. Ingrid erhält Schilddrüsen- und Nebennierenhormone sowie Vitamine. Doch ihre Magen- und Darmbeschwerden trotzen allen Behandlungen. Als ihre Verdauung nach einer Kolitis (Dickdarmentzündung) völlig außer Kontrolle gerät, hält man eine Darmoperation für unerläßlich. Ingrid ist inzwischen 23 Jahre alt. Sie hat Leibschmerzen, häufigen Stuhlgang und blutige Durchfälle.

Nach der Operation wird sie von neuen Schmerzen, Gasansammlungen im Darm und Verstopfungen heimgesucht. Sie stürzt sich in neue Arbeit, übernimmt noch mehr Verantwortung. Ihre Mahlzeiten schlingt sie nur in Hast und zu unregelmäßigen Zeiten hinunter. Als sie noch eine Vertretung übernimmt, bricht sie im Büro zusammen.

In der Klinik stellt man einen Kräfteverfall infolge ungenügender Funktion der Hirnanhangdrüse fest. Ingrid bekommt ausschließlich Diät und Rohkost. Doch entgegen allen Erwartungen verschlimmert sich ihr Zustand. Man zieht einen Nervenarzt zu Rate, dieser stellt fest, daß Ingrids Beschwerden psychischen Ursprungs sind. Weil ihr Leiden sich verschlechtert, verordnet man ihr eine Kur in den Bergen. Danach fühlt sie sich beschwerdefrei und konzentriert sich wieder ganz auf ihre Arbeit. Nach einem halben Jahr stellt der Arzt bei einer Nachuntersuchung eine krankhafte Veränderung der physiologischen Darmflora mit Gärungsprozessen im Darm fest, Störungen im Vitaminhaushalt und Mangelerscheinungen.

Ingrid versinkt in Pessimismus und will schon jede Hoffnung auf Heilung aufgeben.

Ihre Behandlung beginnt mit einer Fastenkur. Sie trinkt nur Fenchel- und Pfefferminztee. Nach sechs Tagen beginnt ein langsamer Übergang auf eine spezielle eiweißreiche und kohlenhydratarme Diät, und mit biologischen Präparaten wird eine gesunde Flora in ihrem Darm aufgebaut. Das Sauerkrautwasser, das Ingrid zum Essen trinkt, vertreibt unerwünschte Bakterien, an deren Stelle sich nun gesunde, hilfreiche Bakterienstämme bilden.

Mit der Veränderung der Darmflora allein ist es aber nicht getan. Jeder Darmleidende muß wissen, daß Mangel an Bewegung die Produktion von Darmgiften fördert, und aus diesen Darmerkrankungen können sich viele weitere Leiden entwickeln. Nur wer sich aktiv um eine Besserung bemüht, hat Aussichten, ein chronisch gewordenes Darmleiden zu überwinden.

Unser Verdauungstrakt und die darin befindlichen Mitarbeiter, die Bakterien, können uns in ihrer Arbeit erfreuen, sie können aber auch, bei der Mißachtung der einfachsten Regeln, zu Tyrannen werden, die unser Leben beeinträchtigen. Ständige Fehler in der Ernährungsweise können in der Verdauungszentrale Giftherde entstehen lassen, die zu chronischen Leiden führen, unter anderem auch zu Rheuma und Krebs. Es ist kaum etwas so schwierig wie die Behandlung chronischer Darmleiden.

Prüfen Sie daher, ob sich bei Ihnen Ernährungsfehler eingeschlichen haben. Lassen Sie sich bei jeder Mahlzeit Zeit! Kauen Sie jeden Bissen ausreichend! Macht Ihnen das Essen Spaß? Oder ist es eine bloße Pflichtübung? Überfordern Sie Ihr Verdauungssystem nicht. Essen Sie nicht zu spät, wenn im Magen, Darm und in dem angeschlossenen Drüsensystem schon längst Betriebsruhe herrscht. Beginnen Sie sofort mit der Umstellung und machen Sie sich klar, daß Ihr Leben und Ihr Schicksal von Ihrem Stoffwechsel abhängen, dessen Grundlage Ihre Ernährung ist.

Eine wertvolle Ergänzung und eine Unterstützung der Verdauungsorgane beziehungsweise des Magen-Darm-Trakts stellen Honig und Propolis dar. Schon HIPPO-KRATES und andere große Ärzte des Altertums wußten um die heilsame Eigenschaft des Honigs und der Propolis bei Erkrankungen des Magen-Darm-Trakts. Experimentelle und klinische Beobachtungen von Forschern ergaben, daß sich der Säuregehalt des Magens vermindert, wenn Honig mit den Grundnahrungsmitteln verzehrt wird.

Klinische Beobachtungen von Wissenschaftlern in Rußland und Ungarn beweisen, daß der Honig bei Geschwüren des Magens und des Zwölffingerdarms ein äußerst wertvolles Diätmittel ist. Bei der Behandlung mit Honig verschwinden Schmerzen und Sodbrennen, der Hämoglobingehalt des Bluts steigt an, und das Befinden der Kranken bessert sich. Die Wissenschaftler stellten fest, daß man eine gute Wirkung erzielt, wenn man

Wasser abkocht, das Wasser auf unter 40 Grad abkühlen läßt, je Glas Wasser 60 Gramm Honig und 20 Tropfen Propolistinktur einrührt und dreimal täglich vor oder nach den Mahlzeiten je ein Glas von dieser Mischung trinkt. Auf Alkohol, Nikotin und scharfe Speisen ist zu verzichten. Die Wirksamkeit dieser Honiglösung läßt sich mit Heilkräutern noch erhöhen. Empfohlen wird eine Kräutermischung aus Kamille, Brennessel, Ringelblume, Wermut, Schafgarbe, Tausendgüldenkraut, Johanniskraut und Gänsefingerkraut. Die Kur sollte nach vierzehn Tagen beendet sein.

FEIKS machte in Österreich ähnliche Erfahrungen, er gab allerdings nur Propolis. Bei einer Gruppe von 108 Patienten verordnete er, zusätzlich zur üblichen Behandlung, jeweils 15 Minuten vor den Mahlzeiten fünf Tropfen Propolistinktur in einem halben Glas Wasser zu trinken. Klinische Beschwerdefreiheit trat ein bei

70 Prozent innerhalb von 3 Tagen
17 Prozent innerhalb von 7 Tagen
 5 Prozent innerhalb von 14 Tagen
 5 Prozent nach mehr als 14 Tagen
 5 Prozent nicht ein

spätere Operation nötig: 5 Prozent.

Kontrollgruppe ohne Propolis:

10 Prozent innerhalb von 3 Tagen
15 Prozent innerhalb von 7 Tagen
30 Prozent innerhalb von 14 Tagen
25 Prozent nach mehr als 14 Tagen
20 Prozent wurden nicht beschwerdefrei

spätere Operation nötig: 15 Prozent.

Bei den zusätzlich mit Propolis behandelten Patienten wurde nicht nur eine schnelle und nachhaltige Heilung erreicht, sondern es waren auch bis zu 90 Prozent beschwerdefrei, und die Operationen konnten im Vergleich zur Kontrollgruppe auf ein Drittel gesenkt werden.

Bereits HIPPOKRATES meinte, von zwei Ärzten sei immer derjenige der bessere, der mit dem schonenderen, weil weniger eingreifenden Mittel zum Ziel gelange.

Es gibt zahlreiche Möglichkeiten, mit Heilpflanzen und Bienenerzeugnissen positiven Einfluß auf den Magen-Darm-Bereich auszuüben, auch bei Erkrankungen. Eine Auswahl von Rezepten sei im folgenden wiedergegeben.

### Bei nervösem Magen

| | |
|---|---|
| 10 Gramm Fenchel | 20 Gramm Melisse |
| 20 Gramm Kamille | 5 Gramm Majoran |
| 10 Gramm Pfefferminze | 20 Gramm Johanniskraut |
| Blütenhonig | |

Von dieser Teemischung gibt man einen Teelöffel auf eine Tasse Wasser und trinkt am Tag zwei bis drei Tassen Tee, der mit Blütenhonig gesüßt ist.

### Bei verdorbenem Magen

| | |
|---|---|
| 10 Gramm Majoran | 20 Gramm Ringelblume |
| 5 Gramm Walnußblätter | 20 Gramm Tausendgüldenkraut |
| 10 Gramm Pfefferminze | 10 Gramm Wermut |
| 5 Gramm Kalmus | |
| Propolistinktur | |

Dosierung: Ein Teelöffel von dieser Mischung auf eine Tasse Wasser. Man trinkt täglich vor den Mahlzeiten zwei bis drei Tassen davon, die mit je zehn Tropfen Propolistinktur versetzt sind.

### Magendruck

| | |
|---|---|
| 5 Gramm gelber Enzian | 15 Gramm weiße Taubnessel |
| 20 Gramm Kamille | 20 Gramm Tausendgüldenkraut |
| 10 Gramm Majoran | 10 Gramm Wermut |
| 5 Gramm Walnußblätter | 20 Gramm Herzgespann |
| 20 Gramm Schafgarbe | |

Honig, Pollen

Für eine Tasse Wasser nimmt man einen Teelöffel der Kräutermischung und fügt dem auf 35 Grad abgekühlten Tee pro Tasse einen Teelöffel Blütenpollen und Honig zum Süßen hinzu. Die Tagesmenge beträgt zwei bis drei Tassen.

### Magengeschwür

| | |
|---|---|
| 40 Gramm Brennessel | 40 Gramm Breitwegerich |
| 40 Gramm Käsepappel | 20 Gramm Angelika |
| 40 Gramm Ringelblume | 30 Gramm Sauerklee |
| 20 Gramm Schöllkraut | 20 Gramm Benediktendistel |
| 20 Gramm Süßholz | |

Honig, Propolistinktur

Auf eine Tasse Wasser nimmt man einen Teelöffel von der Kräutermischung. Den Tee mit reichlich Honig süßen und pro Tasse zehn bis fünfzehn Tropfen Propolistinktur einrühren. Täglich insgesamt drei bis vier Tassen vor den Mahlzeiten trinken.

### Magenschleimhautentzündung (Gastritis)

| | |
|---|---|
| 20 Gramm Kamillenblüten | 10 Gramm Majoran |
| 20 Gramm Melissenblätter | 5 Gramm Anis |
| 30 Gramm Isländisches Moos | 20 Gramm Königskerze |
| 10 Gramm Kümmel | 10 Gramm Salbei |
| 20 Gramm Schafgarbe | 20 Gramm Tausendgüldenkraut |

Honig, Propolistinktur

Von der Kräutermischung gibt man einen Teelöffel auf

eine Tasse Wasser, süßt den Tee mit Honig und fügt je Tasse zehn Tropfen Propolistinktur hinzu. Davon trinkt man täglich drei bis vier Tassen vor den Mahlzeiten.

### Magenübersäuerung

| | |
|---|---|
| 20 Gramm getrocknete Apfelschalen | 10 Gramm Isländisches Moos |
| 20 Gramm Hirse | 20 Gramm Kamille |
| Propolistinktur | 20 Gramm Wermut |

Ein Teelöffel Kräuter reicht für eine Tasse Wasser. Den Tee nicht süßen, aber pro Tasse zehn Tropfen Propolistinktur einrühren. Zwei bis drei Tassen vor den Mahlzeiten trinken.

Zur Stärkung der Widerstandkraft bei *Magen- und Darmbeschwerden*

| | |
|---|---|
| 10 Gramm Heidelbeeren | 20 Gramm Kamille |
| 10 Gramm Walnußblätter | 5 Gramm Wacholderbeeren |
| 20 Gramm Tausendgüldenkraut | 10 Gramm Herzgespann |
| 20 Gramm Thymian | 10 Gramm Rosmarin |
| Honig, Propolistinktur | |

Für eine Tasse Wasser genügt ein Teelöffel der Kräutermischung. Nach Abkühlen auf 35 Grad mit Honig süßen. Pro Tasse rührt man noch fünf Tropfen Propolistinktur hinein und trinkt täglich zwei bis drei Tassen.

### Darmkatarrh mit Durchfall

| | |
|---|---|
| 5 Gramm Arnikablüten | 10 Gramm Zinnkraut |
| 5 Gramm Bärlapp | 5 Gramm Kalmus |
| 10 Gramm Kamillenblüten | 10 Gramm Süßholz |
| 10 Gramm Odermennig | 10 Gramm Eichenrinde |
| 10 Gramm Pfefferminzblätter | 15 Gramm Tormentillwurzel |
| 10 Gramm Gänsefingerkraut | 20 Gramm Labkraut |

Honig, Pollen, Haferflocken

Aus einem Teelöffel Kräutern und einer Tasse Wasser bereitet man einen Aufguß, den man mit Honig süßt. Insgesamt werden drei bis vier Tassen Tee vor den Mahlzeiten genommen. Außerdem ißt man zweimal täglich einen Teller Haferschleimsuppe, die mit zwei bis drei Teelöffeln Pollen und mit Honig angereichert ist.

### Darmträgheit

Zwei Teelöffel Blütenpollen zum Frühstück, dazu je eine Tablette Natrium muriaticum Nr. 8 und drei Tabletten Ferrum phosphoricum dreimal täglich im Mund zergehen lassen.

### Dickdarmentzündung (Kolitis)

| | |
|---|---|
| 10 Gramm Angelika | 40 Gramm Kamillenblüten |
| 20 Gramm Gänsefingerkraut | 40 Gramm Ringelblumenblüten |
| 10 Gramm Heidelbeeren | 30 Gramm Schafgarbe |
| 20 Gr. junge Holunderblüten | 20 Gramm Tausendgüldenkraut |
| Honig, Propolistinktur | |

Einen Teelöffel der Kräutermischung auf eine Tasse Wasser nehmen und einen Aufguß herstellen. Mit Honig süßen und je Tasse zehn Tropfen Propolistinktur zugeben. Drei- bis viermal täglich eine Tasse Tee vor den Mahlzeiten trinken.

### Dünndarmentzündung (Enteritis)

| | |
|---|---|
| 10 Gramm Angelika | 20 Gramm Salbei |
| 20 Gramm Holunder | 20 Gramm Tausendgüldenkraut |
| 40 Gramm Johanniskraut | 20 Gramm Odermennig |
| 40 Gramm Kamille | 20 Gramm Schafgarbe |
| 40 Gramm Käsepappel | 30 Gramm Breitwegerich |
| Honig, Propolistinktur | |

Einen Teelöffel Kräuter mit einer Tasse kochendem Wasser überbrühen, zehn bis fünfzehn Minuten ziehen lassen, abseihen, bei 35 Grad mit Honig süßen und pro Tasse 20 Tropfen Propolistinktur einrühren. Insgesamt drei bis vier Tassen davon täglich jeweils vor den Mahlzeiten trinken.

## Milz (Honig)

Die Milz befindet sich beim Menschen meist in unmittelbarer Nähe des Magens und dient vor allem dem Auf- und Abbau der Blutzellen und als Speicherorgan des Blutes. Darüber hinaus besitzt sie Abwehrfunktion gegen Krankheitserreger. Bei plötzlich erhöhtem Sauerstoffbedarf kann aufgrund von Kontraktionen der Milz das bekannte Seitenstechen auftreten.

Milzerkrankungen als selbständige Leiden sind selten. Meist entstehen solche Erkrankungen als Reaktion des Milzgewebes auf verschiedene Infektionen oder Entzündungszustände im Körper.

Rezept siehe Gelbsucht.

## Mundhygiene (Propolis)

Alles, was der Mensch ißt oder trinkt, nimmt er über den Mund als Eingang zum Darmtrakt auf. Die Mundhöhle, in der die Nahrung den Weg durch den Körper beginnt, ist ein höchst komplexes Gebilde. Kein anderer Verdauungsabschnitt beherbergt auf so engem Raum eine so große Anzahl von Drüsen. Gleichzeitig leben in seinem feuchten und warmen Klima bis zu hundert Billionen kleinster Lebewesen, Mikroorganismen, die – je nach ihrer Art – alle ihre eigene, von der Natur vorgesehene Aufgabe erfüllen. Unter den Mikroorganismen fin-

det ein ständiger Kampf um die Vorherrschaft statt.
Aber in einer gesunden Mundhöhle ist es wie in der Natur, es stellt sich immer das Gleichgewicht der Kräfte
ein.

Durch Abwehrschwächen im Körper, durch Krankheiten, aber auch durch unnatürliche und falsche Ernährung kann dieses Gleichgewicht gestört werden. Da die
Zunge mit dem Hypothalamus, dem Sitz des Appetit-
beziehungsweise Sattheitszentrums im Zwischenhirn,
eng in Verbindung steht, kann durch solche Störungen
die gesamte Steuerung im Körper in Unordnung geraten. Erkrankungen im Mundraum, wie Zahn- und Zahn-
fleischleiden, Erkrankungen des Nasen- und Rachen-
raums, der Nebenhöhlen, Mandeln, des Magen- und
Darmbereichs, Pilzerkrankungen und Verbrennungen
durch zu heiße Speisen sind keine Seltenheit.

Um nun die Gefahr einer Erkrankung in der Mundhöhle herabzusetzen, ist eine sorgfältige Mundpflege unumgänglich. Schon früher wurde zur Gesunderhaltung
der Zähne das Harz des Kirschbaums gekaut. Heute
weiß man, daß die Grundsubstanz von Propolis Baumharz ist und daß Baumharz antibiotische Stoffe enthält.
Bei der Verarbeitung beziehungsweise bei der Anreiche-
rung der Baumharze durch die Bienenzusätze entsteht
ein Antibiotikum, das körperfeindliche Krankheitserreger und Pilze zum größten Teil abtötet, körpernützliche
Kleinstlebewesen aber nicht angreift. Propolis eignet
sich also auch hervorragend zur Mundpflege. Dieser
Hinweis darf aber nicht mißverstanden werden: Propolis
*ersetzt* keine sonstige Mundpflege oder gar die Zahnpfle-
ge. Vielmehr dient es als zusätzliches Mittel zur Pflege
und zur Vorbeugung oder Unterstützung bei der Be-

kämpfung von Erkrankungen. Durch Propolis wird der Speichel gleichsam zur Medizin.  Zur Mundpflege und Vorbeugung kann man ein- bis zweimal fünf Tropfen Propolistinktur auf einem Stück Würfelzucker im Mund zergehen lassen (wegen des Zuckers jedoch nicht mehr nach der abendlichen Zahnreinigung). Auch schon leichte Erkrankungen kann man mit zehn bis zwanzig Tropfen Propolistinktur, zwei- bis dreimal täglich genommen, heilen – aber unter Aufsicht eines Arztes.

## Nerven, nervöse Leiden, Streß
(Honig, Pollen, Gelée royale, Propolis)

Die *Nerven* bedeuten anatomisch die gebündelten Nervenfasern oder das Nervengewebe. Sie sind für die Erregungsleitung und -verarbeitung zuständig, also ein Transportsystem für Informationen. Diese Informationen betreffen sowohl die Außenwelt als auch das, was in unserem Inneren vor sich geht. Das Gehirn wertet diese Informationen aus und antwortet, indem es entsprechende Befehle an die Muskulatur oder über das vegetative Nervensystem an die inneren Organe übermittelt.

Das Nervensystem, mit dem man die Gesamtheit der Funktionen des Nervengewebes anspricht, gehört zu den kompliziertesten Einrichtungen des menschlichen Körpers. Nach seiner Entstehung, Situation und den entsprechenden Aufgaben im Körper gliedert es sich in zwei Hauptbereiche, das Zentralnervensystem, dem Gehirn und Rückenmark angehören, und das periphere Nervensystem, das die Reizweiterleitung von der Körperperipherie und den inneren Organen zum Zentralnervensystem besorgt, aber auch zu den Muskeln und Drüsen. Das periphere Nervensystem enthält das von der Willenssteuerung weitgehend unabhängige vegetative Nervensystem (früher als autonomes Nervensystem bezeichnet). Ihm unterliegen verschiedene lebenswichtige Vorgänge, wie Atmung, Verdauung, Wasserhaushalt und Stoffwechsel.

Damit der Organismus bei der Vielzahl von Lebensvorgängen nicht überfordert wird, sorgt das vegetative Nervensystem beispielsweise bei einem Waldlauf dafür, daß das Herz schneller schlägt, gleichzeitig Magen- und Darmtätigkeit aber langsamer vor sich gehen. Um dieses dauernde Wechselspiel zu gewährleisten, besteht das vegetative Nervensystem aus zwei gegensätzlich wirkenden Teilen: dem Sympathikus und dem Parasympathikus. Der eine setzt Leistung frei, der andere dagegen dämpft sie, und die Organe können sich wieder erholen. – Der Parasympathikus wird vor allem durch Acetylcholin angeregt, das ja im Honig nachgewiesen ist. – Das vegetative Nervensystem stellt auch gleichsam das Bindeglied zwischen Körper und Seele dar, indem es seelische Vorgänge etwa durch Erröten, Erblassen, Weinen oder Lachen zum Ausdruck bringt. Der Ausspruch »Das ist mir aber auf den Magen geschlagen« bezieht sich ebenfalls darauf.

Trotz der zwanzig bis fünfundzwanzig Milliarden Nervenzellen, die jeder Mensch besitzt, und der Billionen von Schaltstellen herrscht im Nervensystem kein Chaos. Aber der unruhige Lebenslauf unserer Zeit mit seinen häufigen, widernatürlichen Spannungen im gesellschaftlichen und beruflichen Bereich läßt viele nervöse Leiden entstehen. Wird das Nervensystem dauernd übermäßig in Anspruch genommen, führt dies zu verschiedenen Symptomen, wie Durchfall, Verstopfung, Herz- und Magenschmerzen, Kopfschmerzen Atemnot, Schwindel, Gliederzittern, Schweißausbrüchen und ähnlichem.

Das von dem österreichisch-kanadischen Biochemiker und Mediziner HANS SELYE geprägte Wort *Streß* bezeichnet alle Einflüsse, die auf den Organismus des Menschen einströmen und Schäden hinterlassen. Der Streßalarm im Körper funktioniert folgendermaßen: Erhält die Gehirnzentrale über Augen, Ohren, Tastsinn, Geruchs- und Geschmacksnerven das Signal *Gefahr* gemeldet, werden alle Funktionen abgeschaltet, die im Augenblick entbehrlich scheinen, und der Organismus bleibt auf Reflexreaktionen programmiert. Das merkt man in kritischen Situationen beispielsweise beim Autofahren deutlich.

Tatsächlich bleibt keine einzige Körperzelle vom Streßalarm verschont. Es schießen Hormone ins Blut, der Herzschlag und die Atmung werden beschleunigt, der Blutdruck steigt, damit die Muskeln bis um das Doppelte mehr durchblutet werden. In das Blut werden aus der Leber und dem Bindegewebe Kraftstoffe abgerufen und ausgeschüttet. (Diese Kraftstoffe bestehen zum größten Teil aus Traubenzucker und Fett.) Je größer der Streß, desto stärker wird das Blut aufgerüstet, soweit überhaupt Kraftstoffe vorhanden sind. Dazu setzen noch chemische Prozesse ein, das Blut wird zum Beispiel schneller gerinnungsfähig gemacht, damit der Blutverlust im Fall einer Verletzung nicht so hoch ausfällt, und anderes mehr.

Aber der Alarm und die Mobilmachung wären nicht so nachteilig, folgte nun körperliche Aktivität, um die in den Muskeln bereitgestellten Brennstoffe zu verbrauchen.

Bleibt diese aus, sieht sich der Körper gezwungen, unter noch größeren Anstrengungen wieder abzurüsten. Mit dem Zucker gelingt es leichter, wir besitzen ja unsere Bauchspeicheldrüse, die Insulin produziert und nach jedem Streßanfall wie nach jeder Mahlzeit den Zucker aus dem Blut nimmt und nur soviel wie nötig beläßt. Nach vielen Jahren der Überforderung durch unnötige Streßalarme ist aber auch die widerstandsfähigste Bauchspeicheldrüse überlastet und erschöpft.

Mit dem Abtransport der Fette ist es schon schwieriger. Wenn das Fett nicht durch Muskelarbeit verbraucht wird, bleibt dem Körper nur eine Möglichkeit, es aus dem Blut zu schaffen: Es wird an den Wänden der Blutgefäße abgelagert. Das bedeutet den Beginn der Arteriosklerose (die ein Risiko für Infarkt und Schlaganfall beinhaltet).

HANS SELYE, der Vater der Streßforschung, wies neben Arteriosklerose und der Zuckerkrankheit vor allem drei typische Streßfolgen nach: Entzündungen und Verkrümmungen der Nebennierenrinde, schwerste Schädigungen an Lymphdrüsen, Milz und anderen Bollwerken des Lymphsystems sowie Magen- und Zwölffingerdarmgeschwüre.

Es ist daher wichtig, sich zu bemühen, Anspannungen so gering wie möglich zu halten und Streßfolgen möglichst umgehend abzubauen. Wer sich sehr angespannt fühlt, soll sich am besten durch sportliche Betätigung oder durch körperliche Arbeit *austoben*.

PARACELSUS hat als Antistreßmittel den wöchentlichen Fastentag empfohlen. Damit werden auch die Ablagerungen in den Gefäßwänden abgebaut. Heute ermöglicht es eine Vielzahl von Medikamenten, solche Symptome zu unterdrücken. Beruhigungs-, Schlaf-und Schmerzmittel stehen mit an der Spitze des beängstigend steigenden Arzneimittelmißbrauchs. Eine Symptombehandlung kann niemals die Ursache erfassen, daher auch keine echte Hilfe bedeuten.

Seit langem verfügt die Menschheit über die Kenntnis von beruhigenden, entspannenden und schlafördernden Heilpflanzen, auch solchen, die antidepressiv wirken. Zur Herabsetzung nervöser Erregungszustände bieten sich zahlreiche natürliche Heilmittel an.

Die Bedeutung der im folgenden genannten Bienenmittel und Heilpflanzen liegt vor allem in der Vorbeugung der Behandlung von Anfangsstadien nervöser Leiden.

Honig ist eine ausgezeichnete Nervennahrung, bedingt durch den Gehalt an Traubenzucker, Vitamin $B_1$ (das sogenannte *Nervenvitamin*), Kalium und Phosphorsäure, das schon erwähnte Acetylcholin und anderes. Kalium und Phosphorsäure befinden sich in den Zellen des Gehirns, der Nerven, Muskeln und im Blut. Ein Mangel an diesen Stoffen mindert die körperlichen, geistigen und seelischen Fähigkeiten. Auch der Pollen ist in diesem Zusammenhang zu nennen.

Schon bei den Griechen und Römern galt Bienenhonig als Beruhigungs- und Schlafmittel.

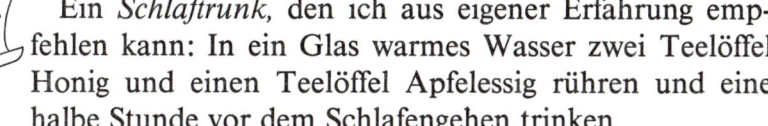

Ein *Schlaftrunk,* den ich aus eigener Erfahrung empfehlen kann: In ein Glas warmes Wasser zwei Teelöffel Honig und einen Teelöffel Apfelessig rühren und eine halbe Stunde vor dem Schlafengehen trinken.

## Klassischer einfacher *Schlaftee*:

| | |
|---|---|
| 10 Gramm Hopfenzapfen | 20 Gramm Baldrian |
| 20 Gramm Melissenblätter | 20 Gramm Johanniskraut |
| 20 Gramm Pfefferminze | 5 Gramm Malvenblüten |
| 10 Gramm Orangenblätter | 20 Gramm Kamillenblüten |
| Honig, Blütenpollen | |

Aus einem Eßlöffel der Kräutermischung auf eine Tasse Wasser bereite man eine Abkochung und verrühre darin nach Abkühlen auf 35 Grad pro Tasse zwei Teelöffel naturbelassenen Imkerhonig und einen Teelöffel unverfälschten Blütenpollen. Von diesem Tee trinke man abends ein bis zwei Tassen.

## *Beruhigungs- und Schlaftee*

| | |
|---|---|
| 25 Gramm Baldrian | 10 Gramm Hopfenblüten |
| 30 Gramm Johanniskraut | 20 Gramm Melisse |
| 20 Gramm Lavendel | 10 Gramm Malvenblüten |
| Honig | |

Aus der Kräutermischung einen Aufguß bereiten und den Tee nach Abkühlen auf 35 Grad mit zwei Teelöffeln Bienenhonig je Tasse versetzen. Zwei bis drei Tassen davon über den Tag verteilt trinken.

Diese ungiftigen Naturmittel haben sich als nervenberuhigend bewährt, sie sind mild wirksam und können vom Laien gefahrlos verwendet werden. Stärkere Mittel sollte der Arzt verordnen, außerdem sind sie in der Regel verschreibungspflichtig.

Die folgenden Teezusammensetzungen gehen auf einige Symptome ein, deren Ursache übermäßige Anspannung, also Streß, ist.

## Angstzustände

| | |
|---|---|
| 40 Gramm Johanniskraut | 30 Gramm Baldrian |
| 30 Gramm Hopfenzapfen | 20 Gramm Gänsefingerkraut |
| 10 Gramm Melisse | 10 Gramm Weißdorn |
| Honig, Blütenpollen | |

Dosierung: Ein Teelöffel Kräuter pro Tasse im Aufguß.
Den Tee nach Abkühlen auf 35 Grad mit Honig süßen
und einen Teelöffel Blütenpollen darin auflösen. Täglich
drei bis vier Tassen davon trinken.

## Depressionen mit Angstzuständen und Kopfschmerzen

| | |
|---|---|
| 20 Gramm Baldrian | 20 Gramm Johanniskraut |
| 10 Gramm Angelika | 10 Gramm Rosmarin |
| 5 Gramm Hopfenzapfen | 5 Gramm Bärenklau |
| 5 Gramm Melisse | 5 Gramm Pfefferminze |
| 10 Gramm Basilikum | 10 Gramm Weißdorn |
| 5 Gramm Labkraut | 5 Gramm Beifuß |
| 5 Gramm Anis | 5 Gramm Lavendel |
| Honig, Blütenpollen | |

Mit einem Teelöffel Kräuter je Tasse den Aufguß zubereiten. Morgens und mittags je eine, abends vor dem
Schlafengehen zwei Tassen zu sich nehmen, dabei je
Tasse ein bis zwei Teelöffel Bienenhonig und einen Teelöffel Blütenpollen bei 35 Grad zugeben.

## Schlaflosigkeit durch Magen- und Gallenbeschwerden

| | |
|---|---|
| 30 Gramm Baldrian | 20 Gramm Bitterklee |
| 20 Gramm Pfefferminzblätter | 30 Gramm Angelika |
| 20 Gramm Schafgarbe | 20 Gramm Andorn |
| 20 Gramm Odermennig | 20 Gramm Löwenzahn |
| 10 Gramm Tausendgüldenkraut | 10 Gramm Wegwarte |
| Honig, Propolistinktur | |

*Schulstreß* (und allgemeine Anspannungen)

0,2 Liter Apfelsaft
1 Teelöffel Honig in Ginsengextrakt
1 Teelöffel Gelée royale in Honig
1 Teelöffel Blütenpollen

Alle Zutaten miteinander verrühren und einmal täglich zu sich nehmen.

Zwei *Antistreßtees,* auf die sich bald eine wohltuende Entspannung einstellt:

| | |
|---|---|
| 40 Gramm Baldrianwurzel | 30 Gramm Melisse |
| 20 Gramm Kamillenblüten | 30 Gramm Heidekrautblüten |
| 20 Gramm Odermennig | 10 Gramm Hopfenzapfen |
| Honig | |

Man berechnet einen Teelöffel der Kräutermischung für eine Tasse Wasser. Von der Mischung einen Aufguß bereiten, den man zwanzig Minuten ziehen läßt. Nach Abkühlen auf 35 Grad mit einem Teelöffel Honig je Tasse süßen und täglich zwei bis drei Tassen trinken.

| | |
|---|---|
| 30 Gramm Baldrian | 20 Gramm Odermennig |
| 20 Gramm Melisse | 30 Gramm Johanniskraut |
| 10 Gramm Kamillenblüten | 20 Gramm Thymian |
| 20 Gramm Heidekrautblüten | 20 Gramm Rosmarin |

Honig in Ginsengextrakt, Gelée royale in Honig

Für eine Tasse Tee benötigt man einen Eßlöffel der gemischten Drogen und bereitet daraus einen fünfzehnminütigen Aufguß zu. Nach Abkühlen auf 35 Grad löst man noch einen Teelöffel Honig in Ginsengextrakt und einen Teelöffel Gelée royale in Honig darin auf und trinkt ein bis zwei Tassen täglich.

Die beiden abschließend angeführten Tees dienen der allgemeinen Beruhigung bei nervlicher Anspannung und beginnenden nervösen Leiden:

| | |
|---|---|
| 30 Gramm Baldrian | 10 Gramm Hopfen |
| 5 Gramm Kalmus | 20 Gramm Kamille |
| 20 Gramm Lavendel | 10 Gramm Majoran |
| 10 Gramm Mistel | 10 Gramm Thymian |
| Honig, Blütenpollen | |

Einen Eßlöffel Kräuter mit einer Tasse Wasser im Aufguß fünfzehn Minuten ziehen lassen. Nach Abkühlen auf 35 Grad zwei Teelöffel Honig und einen Teelöffel Blütenpollen im Tee auflösen. Zwei bis drei Tassen über den Tag verteilt trinken.

| | |
|---|---|
| 25 Gramm Baldrianwurzel | 25 Gramm Melissenblätter |
| 20 Gramm Pfefferminzblätter | 10 Gramm Hopfenzapfen |
| 5 Gramm Mistel | 7 Gramm Orangenblätter |
| 25 Gramm Malvenblüten | 5 Gramm Heidekrautblüten |
| Honig | |

Für den Aufguß nimmt man einen gehäuften Eßlöffel dieser Mischung und läßt ihn fünfzehn Minuten ziehen. Morgens und abends je eine Tasse mit Honig gesüßt trinken.

## Nierenfunktionsstörungen (Honig, Propolis)

Als *Nieren* werden jene beiden bis zu 200 Gramm schweren Organe bezeichnet, deren Hauptaufgabe in der Bildung von Urin besteht, um Wasser, Stoffwechselschlacken und (auch giftige) Schadstoffe aus dem Körper auszuscheiden. Diese Ausscheidungsflüssigkeit, Urin oder Harn genannt, enthält anorganische und organische Bestandteile, unter anderem Kochsalz, Sulfate, Phosphate, Kohlensäure, Ammoniumsalze, den in der Leber gebildeten Harnstoff und Harnsäure.

Die durchschnittliche Tagesharnmenge eines gesunden Erwachsenen schwankt zwischen einem und zwei Litern. Täglich werden auf diese Weise etwa fünfzig Gramm giftige Abbaustoffe aus dem Körper ausgeschwemmt. Fallen beide Nieren aus, führt dies zum Tod durch Selbstvergiftung.

Neben der wichtigen Ausscheidungsfunktion regeln die Nieren auch das Salz-Wasser-Gleichgewicht. Über tausend Liter Blut durchspülen sie täglich. Werden sie in ihrer Leistung gehindert, kann das sehr schädliche Folgen für den Stoffwechsel und die übrigen Organe haben, wie erhöhten Blutdruck oder Ablagerung von Schlackenstoffen im Bindegewebe.

Viele hilfreiche Rezepte zur Unterstützung der Nierentätigkeit verbinden Honig mit verschiedenen Heilmitteln, auch mit Heilpflanzen. Bei allen bleibt jedoch der Honig selbst der wichtigste Bestandteil. Die gründliche Ausschwemmung der Schlackenstoffe aus den Nieren ist aber (auch bei Honiggaben) nur mit ausreichender Flüssigkeitszufuhr möglich. Die Mindestmenge von einem Liter Flüssigkeit pro Tag sollte nicht unterschritten werden.

Gifte, seien es Stoffwechselgifte, Bakteriengifte oder Gifte, die von außen, also von der Nahrung, von Medikamenten oder Genußmitteln (Alkohol) kommen, können leicht zu Entzündungen und Schädigungen der Nieren führen. Durch die Unterstützung der Leber in ihrer Entgiftungstätigkeit wird der Honig auch zum Wohltäter für die Nieren. Wer Honig mit Propolis nimmt, schützt sie und hilft seinen Nieren bei Nierenbecken- und Blasenentzündungen. Bei entsprechender Honiggabe verliert der Harn bald seine Trübung und den üblen Geruch.

 Die Honig-Propolis-Gabe sollte täglich mit hundert Gramm beginnen und nach acht Tagen auf fünfzig Gramm herabgesetzt werden.

Bei allen Nierenerkrankungen sollte man den Arzt konsultieren! Was der Laie unbedenklich selbst in die Hand nehmen kann, ist Vorbeugung, zu der Honig und viele Heilpflanzen sich geradezu anbieten. Aber auch hier muß eine gründliche Aufklärung vorangegangen sein.

 Zur Unterstützung der Nierentätigkeit ist Mineralwasser mit Honig und Apfelessig nach Geschmack zu empfehlen oder folgender Tee, der mit Bienenhonig und Propolistinktur versetzt ist:

25 Gramm Goldrute
25 Gramm Löwenzahn
25 Gramm Zinnkraut
20 Gramm Holunder
Honig, Propolistinktur

10 Gramm Hauhechel
10 Gramm Birkenblätter
20 Gramm Liebstöckel
10 Gramm Stiefmütterchen

Einen Teelöffel dieser Mischung mit einer Tasse Wasser aufkochen und fünfzehn Minuten ziehen lassen. Nach Abkühlen auf 35 Grad mit Bienenhonig süßen und pro Tasse fünf bis zehn Tropfen Propolistinktur in den Tee rühren. Davon zwei Tassen über den Tag verteilt trinken.

Die Nierenfunktion läßt sich auch mit biochemischen Mineralsalzen unterstützen, indem man drei- bis viermal täglich je eine Tablette Nr. 4 Kalium chloratum, Nr. 5 Kalium phosphoricum und Nr. 7 Magnesium phosphoricum einnimmt.

Nicht selten wird ein Nierenleiden durch Erreger aus-
gelöst, die über die Harnwege zu ihnen gelangen. Diese
Möglichkeit besteht vor allem bei einer Erkrankung der
Harnwege, der man in Abstimmung mit anderen ärztli-
chen Behandlungsanweisungen auch mit Heilpflanzen,
Honig und Propolistinktur begegnen kann.

*Harnwegsentzündung*

| | |
|---|---|
| 30 Gramm Brennessel | 20 Gramm Eibisch |
| 10 Gramm Gundelrebe | 20 Gramm Salbei |
| 30 Gramm Schafgarbe | 30 Gramm Zinnkraut |
| Honig, Propolistinktur | |

Einen Eßlöffel Kräuter auf eine Tasse Wasser für den
Aufguß nehmen. Den Tee bei 35 Grad mit Honig und 20
Tropfen Propolistinktur anreichern. Zwei bis drei Tas-
sen täglich trinken.

**Ohrenleiden** siehe Schwerhörigkeit.

**Prostataleiden** (Pollen, Propolis)

Wie EDMUND HEROLD berichtet, entdeckte man in
Schweden zufällig den positiven Einfluß von Pollen bei
der Behandlung von Prostatabeschwerden. Auch sowjeti-
sche Wissenschaftler setzen Pollen und Propolis schon
längere Zeit erfolgreich gegen Erkrankungen der Prostata
ein. Nach neuesten Informationen haben Forscher aus
England, Frankreich, Schweden, Spanien, Rumänien
und den USA ebenfalls Erfolge mit Pollen nachgewiesen. In vielen Ländern wurde Pollen in die Reihe der gesundheitlich wertvollen Nahrungsmittel aufgenommen.
Blütenpollen kann neben jedem Medikament eingenom-

men werden, da er naturrein, ohne chemische Zusätze ist und nur vorteilhaft regulierend in das Stoffwechselgeschehen eingreift.

Nahezu jeder dritte Mann hat nach dem 50. Lebensjahr Sorgen mit der Prostata, nach dem 60. Lebensjahr betrifft es schon zwei von drei Männern, und nach dem 70. Lebensjahr bleibt fast kein Mann von einem Prostataleiden verschont.

Am häufigsten klagen Männer über die Vorsteherdrüsenvergrößerung (Prostatahypertrophie), eine gutartige Gewebswucherung, die eine Störung der Harnentleerung verursacht. Bei fortschreitender Vergrößerung der Wucherung besteht die Gefahr einer Harnstauung. Wenn die im Harn enthaltenen giftigen Stoffe dadurch länger nicht ausgeschieden werden können und ins Blut gelangen, führt dies zu Entzündungen und schließlich zu einer Harnvergiftung, bei der auch die Nieren in Mitleidenschaft gezogen sind.

Befindet sich die Vergrößerung noch in einem Anfangsstadium, so begegnet man ihr mit Vorbeugungsmaßnahmen. Dazu gehören das Vermeiden von Kälte und Nässe sowie häufige Blasenentleerung. Hier und in Stadien der Entzündung hat sich die Einnahme von Pollen, auch zur Stärkung des Allgemeinzustandes, bewährt. Mit seinem Gehalt an männlichen *und* weiblichen Hormonen kann Pollen selbst zur Behandlung von Prostatakrebs herangezogen werden. Sie erfolgt ja meist durch weibliche Hormone, die auch im Pollen enthalten sind.

Ein kranker Organismus benötigt anfangs 40 bis 50 Gramm Pollen täglich und dreimal 30 Tropfen Propolistinktur, um hormonelle Veränderungen auszugleichen und Entzündungen zu beseitigen. Später kann die Menge reduziert werden. Dies alles wird am besten mit dem Arzt besprochen.

## Rachenentzündung siehe Erkältungskrankheiten.

## Regelbeschwerden (Honig, Gelée royale)

Für viele Frauen ist das Einsetzen der Monatsblutung und auch deren Verlauf mit mehr oder weniger spürbaren Unpäßlichkeiten verbunden. Manchmal treten jedoch heftige Beschwerden und Schmerzen auf, deren Ursprung entweder organisch oder psychisch bedingt sein kann. Ihre Ursache und Behandlung ist in jedem Fall mit dem Arzt zu klären.

Allgemeine Beschwerden lassen sich durch eine Teemischung aus dafür zusammengestellten Kräutern und durch Gaben von Gelée royale lindern.

Rezept siehe Wechseljahre.

## Rheumatismus (Honig, Propolis)

Das Kurzwort *Rheuma* steht als Begriff für eine Vielzahl von Beschwerden des menschlichen Bewegungsapparats oder Skelettsystems. Dabei handelt es sich um Entzündungen des Bindegewebes, das ja ebenfalls Anteil an der Abwehr von Infektionen hat. Solche Entzündungen können Fieber hervorrufen und entweder plötzlich auftreten oder sich über längere Zeit mit wiederholten Schüben chronisch hinziehen. Bei der Ausbildung von rheumatischen Erscheinungen können alle Körperbereiche in

Mitleidenschaft gezogen werden, zum Beispiel Muskeln, Gelenke, Nerven, Haut, Sehnen und Gefäße.

Für die Entstehung von Rheuma wären viele Gründe zu nennen, Hauptursachen sind Eiterherde oder chronische Entzündungsherde im Körper (etwa an Blinddarm, Zähnen oder Mandeln). Daneben werden aber auch Kälte und Nässe (ebenso feuchte und zugige Wohnungen), erbliche Veranlagung oder unzureichende Ernährung für rheumatische Erkrankungen verantwortlich gemacht.

Erst in jüngster Zeit entdeckte man einen Antikörper im Organismus selbst, den sogenannten *Rheumafaktor*. Damit wird ein Abwehrspezialist bezeichnet, der sich nicht gegen fremde Krankheitserreger richtet, sondern gegen das eigene Gewebe. Möglicherweise gibt es neben dem Rheumafaktor noch andere, bisher unbekannte Antikörper dieser Art.

Wie bei anderen Erkrankungen bereits erwähnt, lassen sich viele der Ursachen für rheumatische Erkrankungen letztlich wieder auf schwerwiegende Ernährungsfehler zurückführen. Schon die industrielle Verarbeitung der Lebensmittel hat einen erheblichen Verlust der notwendigen Vitalstoffe (Vitamine, Mineralstoffe, Spurenelemente, Fermente, hochungesättigte Fettsäuren und andere; siehe auch Abschnitt über Ernährung zur Folge). – Wie bereits zu sehen war, sind diese Vitalstoffe in den meisten Bienenprodukten enthalten. – Werden dem Körper diese Vitalstoffe durch fehlerhafte Ernährung nicht zugeführt, greift er zuerst auf die weniger wichtigen Organe zurück, um einen Schaden der wichtigen Organe zu vermeiden. So kann es oft Jahre bis Jahrzehnte dauern, je nach angeborener Organschwäche, bis sich die ersten Beschwerden einstellen und dann eine womöglich lebensbedrohende Krankheit zum Ausbruch kommt.

Der berühmte Arzt PARACELSUS meinte, wo die Natur einen Schmerz erzeuge, dort wolle sie schädliche Stoffe anhäufen und ausleeren. Heute sind uns für diesen Vorgang Begriffe wie *Entschlackung* oder *Entgiftung* geläufig. Sie bezeichnen die Ausscheidung unbrauchbarer oder giftiger Stoffwechselprodukte. Geschieht sie nicht im notwendigen Maß oder versagt sie durch Überforderung, fühlen wir uns nicht gut und erkranken. Es treten sogenannte *Stoffwechselstörungen* ein (siehe dort).

Die verschiedenen rheumatischen Krankheitszustände faßt man nach ihrem Auftreten in zwei große Gruppen zusammen und spricht entweder vom Weichteilrheumatismus, bei dem das Muskelsystem betroffen ist, oder vom Skelettrheumatismus, der sich auf die Gelenkerkrankungen bezieht. Solche Gelenkerkrankungen können entweder infektiös und entzündlich als *Arthritiden* (wie Polyarthritis, Gicht) auftreten oder als nichtentzündliche degenerative Verbrauchserscheinung in Form der *Arthrosen*.

Der Weichteilrheumatismus, die harmlosere Form, macht sich meist ganz plötzlich im Anschluß an eine ungewohnte Bewegung bemerkbar, die etwa einen Muskel, Sehnen oder Bänder überbeansprucht (wie beim sogenannten *Hexenschuß* oder beim *Tennisarm* – siehe dort). Am häufigsten ist der Muskelrheumatismus, der überwiegend jene Muskelpartien angreift, die wenig in Bewegung sind, vor allem die Hals-, Schulter- und Rückenmuskulatur.

Zeigen sich rheumatische Symptome, ist immer der Arzt aufzusuchen. Zusätzlich zu seinen Anweisungen

 und in Absprache mit ihm kann man die erkrankten Stellen als schnelle Hilfe zweimal täglich mit Propolissalbe einreiben und ebenfalls zweimal täglich einen Heilpflanzentee mit Honig in Wacholderextrakt zu sich nehmen:

| | |
|---|---|
| 10 Gramm Birkenblätter | 10 Gramm Johanniskraut |
| 10 Gramm Löwenzahnwurzel | 5 Gramm Wegwarte |
| 10 Gramm Bohnenschalen | 5 Gramm Kalmuswurzel |
| 10 Gramm Spierstaude | |
| Honig in Wacholderextrakt | |

Von den Kräutern und Wurzeln einen Aufguß bereiten (einen Teelöffel auf eine Tasse Wasser) und nach Abkühlen auf 35 Grad Honig in Wacholderextrakt einrühren.

Eine weitere Möglichkeit besteht in der Kombination von Tee aus Heilpflanzen, biochemischen *Funktionsmitteln,* wie der deutsche Arzt und Begründer der biochemischen Heilmethode, WILHELM HEINRICH SCHÜSSLER (1821 bis 1898), sie nannte, und Honig:

| | |
|---|---|
| 20 Gramm Weidenrinde | 30 Gramm Spierstaudenblüten |
| 20 Gramm Schlüsselblume | 30 Gramm Ringelblume |
| 20 Gramm Veilchenkraut | 30 Gramm Birkenblätter |
| 4 Gramm Faulbaumrinde | 30 Gramm Brennessel |
| 10 Gramm Hauhechelwurzel | 30 Gramm Schafgarbe |
| 10 Gramm Guajakholz | 30 Gramm Zinnkraut |
| Honig in Wacholderextrakt | |

Eine Tasse Wasser mit einem Eßlöffel der Teemischung der ersten Spalte aufkochen lassen und vom Feuer nehmen. Die Teemischung der zweiten Spalte hinzugeben, und alles zehn Minuten ziehen lassen. Wenn der Tee auf 35 Grad abgekühlt ist, zwei Teelöffel Honig in Wacholderextrakt einrühren. Davon zwei bis drei Tassen über den Tag verteilt schluckweise trinken.

Außerdem dreimal täglich je zwei Tabletten Nr. 9 Natrium phosphoricum, Nr. 10 Natrium sulfuricum und Nr. 11 Silicea einnehmen.

Äußerliche Behandlung: Die von Rheuma befallenen Stellen zweimal täglich mit Propolissalbe einreiben.

Jede Rheumabehandlung beginnt mit einer Ernährungs-umstellung, bei der alle Genußmittel gemieden werden sollen. Größter Wert ist auf naturbelassene, vollwertige Nahrungs- und Lebensmittel zu legen. Einzelheiten sind bereits bei den Ausführungen zu Krebserkrankungen genannt (siehe dort).

Honig und Pollen sind wertvolle Wirkstofflieferanten, denn sie versorgen den Organismus unter anderem mit der für den Aufbau von Knochengewebe so wichtigen Kombination Magnesium, Kalzium und Vitamin C.

Bei einer Arthrose etwa geht der Ausgleich wegen der Abnützung der Knorpel langsamer vor sich als der Verschleiß. Dies führt zu einer Schädigung der Scheiben und Gelenke. Um den Verschleiß zu bremsen und unter entsprechenden Voraussetzungen eine Regenerierung zu ermöglichen, müssen dem Körper in erhöhtem Maße aufbauende Stoffe zugeführt werden.

 Als Hausmittel gegen alle Rheumaerkrankungen wirkt der Kartoffelsaft. Die rohe Kartoffel wird geraffelt, ausgepreßt, und der Saft wird am besten morgens nüchtern getrunken. Er darf auch mit Wasser oder in einer Suppe genommen werden, wenn es im rohen Zustand nicht leichtfällt.

Weitere Heilsäfte, die täglich getrunken werden sollten, sind Weißkrautsaft, Grünkohlsaft und Möhrensaft. Dies Säfte kann man mit naturbelassenem Honig, noch besser mit Honig in Wacholderextrakt oder Honig in Ginsengextrakt, bereichern. Am günstigsten ist es, den roh und natürlich belassenen Saft gut eingespeichelt zu nehmen.

Oft helfen bescheidene Kuren besser, von lästigen Krankheiten loszukommen, als jene, die große Umstände und hohe Kosten erfordern. Eine Kur mit Naturmitteln hat bei rheumatischen Erkrankungen jedoch nur Erfolg, wenn man eine Langzeitbehandlung von mindestens einem Jahr durchführt.

Da dem schmerzgeplagten Rheumatiker aber nicht allein mit der langfristig angelegten Ursachenbehandlung gedient ist, darf auch die Behandlung der akuten Symptome schon wegen der Schmerzlinderung nicht außer acht gelassen werden. Um aus der Vielfalt der Behandlungsmethoden die passende Therapie zu erhalten, ist, wie schon gesagt, bei jeder rheumatischen Erkrankung der Arzt zu konsultieren. Er allein kann die Behandlungsformen abstimmen, die zum Erfolg führen.

## Schlaflosigkeit (Honig)

Meist bezeichnet man mit diesem Ausdruck Einschlaf- oder Durchschlafschwierigkeiten. Die Ursachen dafür sind verschieden, sie reichen von nervlich-psychischer Anspannung oder Depressionen bis zu organisch bedingten Auslösern. Ernste Schlafstörungen sollte man nie selbst behandeln. Bei leichten Fällen von momentanen Einschlaf- oder Durchschlafschwierigkeiten, die nicht über eine längere Zeitperiode anhalten, wirkt folgendes Getränk beruhigend und ausgleichend:

Ein Glas lauwarmes Wasser
25 Tropfen Knoblauchtinktur
2 Teelöffel Honig
1 Teelöffel Apfelessig

Alle Zutaten gut miteinander verrühren und eine halbe Stunde vor dem Schlafengehen trinken.
Siehe auch Nerven (Beruhigungs- und Schlaftees).

## Schluckauf (Propolis)

Durch plötzlichen Verschluß der Stimmritzen wird die Bewegung der Einatmung unterbrochen, und das Zwerchfell zieht sich in gewissen Abständen immer wieder zusammen. Dieser in seinen Auswirkungen je nach Dauer sehr unangenehme Vorgang läßt sich durch Gaben von Propolistinktur stoppen und aufheben:

 Man träufelt zehn bis fünfzehn Tropfen Propolistinktur auf ein Stück Würfelzucker und läßt es langsam im Mund zergehen. Dies wiederholt man bis zur Heilung zwei- bis dreimal täglich.

## Schuppenflechte (Honig, Propolis)

Die Schuppenflechte oder *Psoriasis* zählt zu den Flechtenarten, die sehr schlecht heilbar sind. Die Krankheit ist nicht ansteckend, wohl aber eine erbliche Übertragung möglich.

Letztlich unbekannt ist die Ursache der Erkrankung, die sich als kleine rote Hautflecken mit weißen Schuppen äußert. Die Psoriasis tritt in verschiedenen Formen auf. Sind die Gelenke (Finger, Zehen) betroffen, kann sie zu deren Versteifung und Verkrüppelung führen.

Zumeist entsteht die Schuppenflechte als Folge einer zum Teil noch unbekannten Stoffwechselstörung. Es ist eine strenge Diät einzuhalten, die häufig mit einer Umstellung der Lebensweise verbunden ist. Ergänzend trägt folgende Zusammenstellung zur Heilung bei:

| | |
|---|---|
| 50 Gramm Schafgarbe | 20 Gramm Schöllkraut |
| 50 Gramm Brennessel | 20 Gramm Ringelblume |
| 50 Gramm Zinnkraut | 20 Gramm Erdrauch |
| 50 Gramm Löwenzahn | 20 Gramm Ehrenpreis |

Honig in Wacholderextrakt, Honig in Ginsengextrakt, Propolistinktur

Einen Teelöffel der Kräutermischung mit einer Tasse kochendem Wasser übergießen, zehn Minuten ziehen lassen und abseihen. Ist der Tee auf 35 Grad abgekühlt, rührt man einen Teelöffel Honig in Wacholderextrakt, einen Teelöffel Honig in Ginsengextrakt und fünf Tropfen Propolistinktur je Tasse ein. Davon vier bis fünf Tassen über den Tag verteilt trinken. Dies sollte über sechs Monate hinweg als Kur durchgeführt werden.

Äußerliche Behandlung: Die befallenen Hautstellen zweimal täglich mit Propolissalbe bestreichen.

### Schwerhörigkeit (Propolis)

Schwerhörigkeit tritt infolge einiger pathologischer Veränderungen im Gehörnerv auf, durch Einwirkung von Lärm, Vibration, Traumen sowie durch akute Mittelohrentzündung, ansteckende Krankheiten (Masern, Scharlach, Mumps, Grippe) oder durch medikamentöse Vergiftung mit Streptomyzin, Chinin, Phenol und anderen. Schwerhörigkeit ist gegenwärtig ein weit verbreitetes Leiden. Die angewandten Behandlungsmethoden können sie häufig bessern, doch kaum eine bringt wirkliche Heilung. Mit Propolis erzielte man allerdings gute Erfolge.

Für die Behandlung der Schwerhörigkeit wird Propolisextrakt in einer Mischung mit Öl verwendet. Eine solche Mischung besteht aus einem Teil Propolis (kein alkoholischer Auszug) und vier Teilen Oliven- oder Maisöl. Davon bringt man zehn Tage lang täglich einmal einen Tropfen in das Ohr oder steckt einen damit getränkten Wattebausch hinein. Nach fünftägiger Unterbrechung darf die Therapie wiederholt werden.

Obwohl die Propolis wertvolle Heilwerte besitzt, soll sie nicht ohne ärztliche Beratung hinsichtlich Ursache und Ausmaß der Erkrankung und nicht ohne ärztliche Vorschrift angewendet werden. Jedes Medikament, einschließlich der Propolis, wird in verschiedenen Dosen verabreicht, die von Charakter und Schwere der Krankheit und vom Alter der Kranken abhängen und sich danach richten müssen. Werden diese Regeln nicht eingehalten, kann sich die Krankheit verschlechtern.

Eine chronische Mittelohrentzündung kann zum Verlust des Hörvermögens führen. Sie tritt nach einer heftigen eitrigen Entzündung des Mittelohrs ein, die die Widerstandsfähigkeit des Organismus schwächt, oder ist tuberkulöser Ursache. Auch ein chronischer Katarrh der Atemwege ist oft mit diesem Krankheitsbild verbunden. Der Krankheitserreger ist häufig antibiotika- und sulfonamidresistent, was die Behandlung erschwert. Bei einem Versuch an 32 Patienten einer bulgarischen Spezialklinik wurde durch Propolis eine Heilungsquote von 80 Prozent erreicht. Aus diesem Ergebnis entnahmen die Ärzte, daß Propolis in der Behandlung von chronischer eitriger Mittelohrentzündung gute Ergebnisse erzielt, gut vertragen wird und daher in die klinische Praxis aufgenommen werden sollte.

## Stoffwechselkrankheiten (Honig)

Unter dem Begriff *Stoffwechsel* oder *Metabolismus* sind alle biochemischen Vorgänge im Organismus zusammengefaßt, die Körpersubstanz aufbauen und erhalten und die einen funktionsgerechten Ablauf aller Prozesse gewährleisten.

Tritt eine Störung ein, die eine Veränderung der biochemischen Vorgänge oder deren Ablauf zur Folge hat, werden die Körperfunktionen beeinträchtigt, und es entstehen Krankheiten.

Verschiedene Stoffwechselleiden, wie Gicht (siehe dort), Fettsucht, Zuckerkrankheit, Steinleiden, hängen vielfach mit der Ernährung zusammen. Ich möchte nun nicht näher auf einzelne Erkrankungen eingehen. Aber das, was bei Krebs (siehe dort) hinsichtlich der Nahrungsmittel erwähnt wurde, trifft hier ebenfalls zu, denn der Umweltfaktor mit dem stärksten Einfluß auf den Menschen ist seine Ernährung. Deshalb sollte man beim Einkauf der Lebensmittel immer daran denken, daß man dem Körper nicht nur Energie zuführt, sondern ihn mit den Wirkstoffen in der Nahrung zugleich ständig neu aufbaut. Fehlen ihm für den Neuaufbau notwendige Substanzen, sind seine Erneuerungskräfte gezwungen, auf Notbetrieb umzustellen. Spätestens wenn der Notbetrieb versagt, kommt es zum Ausbruch von Krankheiten, die nicht selten in chronischen Leiden enden.

Ernährungsempfehlungen für verschiedene Krankheitsbilder ähneln einander häufig sehr. Dies jedoch aufgrund der Tatsache, daß alle beteiligten Lebensabläufe nicht isoliert zu betrachten sind, sondern in ständiger Wechselwirkung miteinander stehen. Um ihre Aufgaben erfüllen zu können, müssen etwa Herz, Leber, Nieren und Blut funktionstüchtig gehalten werden. Die erste Voraussetzung dazu bildet eine nähr- und wirkstoffreiche Ernährung.

Der Philosoph ARTHUR SCHOPENHAUER meinte einmal: »Gesundheit ist nicht alles, aber ohne Gesundheit ist alles nichts.«

*Zur Entschlackung und Förderung des Stoffwechsels*

100 Gramm Schafgarbe          50 Gramm Birkenblätter
100 Gramm Brennessel          50 Gramm Kamillenblüten
Honig in Wacholderextrakt

Aus den Kräutern bereitet man einen Aufguß, den man nach Abkühlen auf 35 Grad mit zwei Teelöffeln Honig in Wacholderextrakt je Tasse versetzt. Täglich zwei bis drei Tassen zwischen den Mahlzeiten trinken.

Kurdauer: Zwei Monate. Anwendung: Zweimal jährlich.

**Streß** siehe Nerven.

**Stuhlverstopfung** siehe Verstopfung.

**Tennisarm** (Propolis)

Beim Tennisarm oder Tennisellbogen handelt es sich um eine sehr schmerzhafte Entzündung von Muskel und Sehne im Ellbogenbereich des Schlagarms von Tennisspielern, die bis zur Hand hin ausstrahlen kann. Sie entsteht durch Überanstrengung. Die Schulmedizin beschränkt sich bei einer Therapie dieser Erkrankung meist auf Ruhestellung und Spritzen von schmerzstillenden Mitteln, unter Umständen wird eine Operation empfohlen. Auch Stenotypistinnen und Vertreter anderer Berufe und Sportarten, bei denen der Unterarm einer starken Belastung ausgesetzt ist, leiden darunter.

Linderung und Heilung ist durch Anwendung von Propolissalbe möglich. Bis zu 80 Prozent Heilung läßt sich erzielen, wenn man die erkrankte Stelle mit 30prozentiger Propolissalbe behandelt. Mit Hilfe eines Salbenumschlags, der zweimal täglich erneuert wird, tritt bei Ruhigstellung des betroffenen Arms nach ungefähr zehn Tagen die Heilung ein.

**Verbrennungen** und **Verbrühungen** siehe Brandwunden.

## Verstopfung (Pollen, Propolis)

Zu den alltäglichen und lästigen Zivilisationskrankheiten gehört die Verstopfung. Ursachen für ihre zunehmende Häufigkeit sind schlackenarme Kost, Bewegungsmangel und, vor allem bei Darmverkrampfungen, seelische und nervliche Faktoren.

Ist der Stuhl nur sehr verhärtet, läßt er sich mit folgender Kombination auf natürliche Weise lösen:

| | |
|---|---|
| 50 Gramm Schafgarbe | 20 Gramm Tausendgüldenkraut |
| 50 Gramm Johanniskraut | 20 Gr. junge Holunderblüten |
| 50 Gramm Kamille | 20 Gramm Odermennig |
| Honig, Leinöl | |

Die Kräutermischung (einen Teelöffel je Tasse) mit gekochtem Wasser überbrühen, fünf Minuten ziehen lassen, abseihen, und nach Abkühlen auf 35 Grad ein bis zwei Teelöffel Honig und einen Teelöffel Leinöl pro Tasse einrühren. Lauwarm schluckweise trinken – je nach dem Grad der Stuhlverhärtung täglich bis zwei bis drei Tassen.

Ansonsten mangelt es nicht an verheißungsvollen Abführmitteln. Ihr Verbrauch ist erschreckend hoch und nimmt jährlich zu. Jedes Abführmittel besitzt die Eigenschaft, nach einer gewissen Anwendungsdauer zur Gewöhnung zu führen, und die Gewöhnung wird in der Regel durch eine Erhöhung der Dosis ausgeglichen. Dieser Teufelskreis führt zu einer Reizung der Darmschleimhaut und zu Störungen der Darmnerven, die für die Darmbewegung zuständig sind. Der Darm erschlafft. Er wird aber immer wieder durch Abführmittel gereizt, verfällt schließlich in eine völlige Bewegungslosigkeit und ist nahezu unfähig, eine normale Darmentleerung zu bewirken.

Befindet sich der Darm erst einmal in einem solchen Zustand, helfen auch Vollkornbrot, Müsli und Rohkost nicht, das hätte Koliken, Blähungen und vermehrte Entzündungen zur Folge. Der so mißhandelte Darm muß zuerst beruhigt werden, und zwar mit einer Mischung aus:

| | |
|---|---|
| 20 Gramm Melissenblättern | 20 Gramm Kamillenblüten |
| 10 Gramm Fenchel | 10 Gramm Pfefferminze |
| 10 Gramm Anis | 5 Gramm Majoran |
| Pollen, Propolistinktur | |

Für den Aufguß genügt ein Teelöffel Kräuter auf eine Tasse Wasser. Im fertigen Tee löst man je Tasse einen

Teelöffel Blütenpollen und fünf Tropfen Propolistinktur auf und trinkt täglich zwei bis drei Tassen schluckweise.

Beim anschließenden Aufbau der Darmfunktion ist der Leinsamen mit seinem Öl und Schleim am wirksamsten, wenn man ihn in einer Kaffeemühle schrotet und gleich mit etwas Tee einnimmt. Quellen soll er im Darm, damit erreicht man eine bessere Wirkung. Die Dosierung beträgt dreimal täglich ein bis zwei Eßlöffel geschroteten Leinsamen. Es dauert etwa zwei bis drei Tage, bis sich der gewünschte Erfolg einstellt. Hat die Stuhlgangregulierung eingesetzt, nimmt man die Leinsamenmenge langsam zurück und beginnt mit der verdauungsfördernden Vollwertkost. Dazu gehören:

1. kein Auszugsmehl,
2. kein weißer Zucker, dafür naturbelassener Honig,
3. naturbelassene Fette.

Wenn der Körper sich an die Vollwertkost gewöhnt hat, will er nicht mehr darauf verzichten. Der Kampf gegen die Verstopfung beginnt in der Küche und beim Einkauf der richtigen Lebensmittel. Die Nahrung, wie sie uns die Natur in ihrem vollen Wert für unsere Gesundheit gibt, hilft nicht nur Gesundheitsschäden zu umgehen, sondern sie kann auch dazu beitragen, sie zu beheben.

Siehe auch Magen.

## Wassersucht (Honig, Propolis)

Von Wassersucht spricht man, wenn sich Blutflüssigkeit im Gewebe oder in den Körperhöhlen ansammelt. Die Auslöser können vielfältig sein – erhöhter Blutdruck in den Kapillaren (Haargefäßen), Niereninsuffizienz, Eiweißmangel des Bluts, Vitaminmangelsituationen und anderes.

Nach Absprache mit dem Arzt läßt sich die Behandlung und Heilung mit folgenden natürlichen Mitteln unterstützen:

| | |
|---|---|
| 20 Gramm Bärlauch | 40 Gramm Brennessel |
| 20 Gramm Brunnenkresse | 30 Gramm Bruchkraut |
| 20 Gramm Labkraut | 20 Gramm Holunder |
| 20 Gramm Liebstöckel | 40 Gramm Petersilie |
| 30 Gramm Ringelblume | 20 Gramm Wermut |
| 10 Gramm Wintergrün | 40 Gramm Zinnkraut |

Honig in Ginsengextrakt, Propolistinktur, Weißdorntinktur

Für den Aufguß nimmt man einen Eßlöffel Kräuter auf eine Tasse Wasser, läßt ihn zwanzig Minuten ziehen und fügt bei 35 Grad Honig in Ginsengextrakt, zehn Tropfen Propolistinktur und zwanzig Tropfen Weißdorntinktur je Tasse hinzu. Von diesem Tee täglich drei bis vier Tassen trinken.


### Wechseljahre (Pollen, Gelée royale)

Denen, die sie an sich selbst erfahren haben, sind die Symptome wohlbekannt: Schwitzen, Hitzewallungen, Schwindel, Schlaflosigkeit, Ohrensausen, Ohnmachtsanfälle, Schmerzen in der Herzgegend, Asthmaanfälle, erhöhter Blutdruck, nächtliche Schmerzen in Muskeln und Gelenken sowie Magen- und Darmbeschwerden. Alle diese Erscheinungen gehören zum normalen Ablauf bei der hormonellen Umstellung im weiblichen Organismus.

Je nach Schwere der Beschwerden, die nur ein Facharzt beurteilen und behandeln kann, mag man mit seiner Erlaubnis ergänzend eine Kräutermischung anwenden, die mit Gelée royale kombiniert wird. Bewährt hat sich eine Zusammenstellung, die zu gleichen Teilen aus Frauenmantel, Gänsefingerkraut, Kamille, Schafgarbe und Taubnessel besteht. Das Gelée royale ist am wirksamsten, wenn man es im Mund zergehen läßt, oder man nimmt einen Teelöffel Honig, in den Gelée royale eingemischt ist. Von der Teemischung trinkt man drei Tassen über den Tag verteilt, das Gelée royale nimmt man viermal täglich.

Bei *nervösen Erscheinungen* und *Kreislaufstörungen*

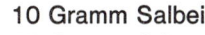

| | |
|---|---|
| 5 Gramm Arnikablüten | 30 Gramm Rosmarinblätter |
| 40 Gramm Baldrian | 40 Gramm Gartenraute |
| 10 Gramm Melissenblätter | 20 Gramm Schafgarbe |

Bei *Hitzewellen* und *Schweißausbrüchen*

| | |
|---|---|
| 10 Gramm Salbei | 20 Gramm Gartenraute |
| 25 Gramm Johanniskraut | 25 Gramm Schafgarbe |
| 20 Gramm Rosmarin | 10 Gramm weiße Taubnessel |
| 20 Gramm Weißdorn | 20 Gramm Vanilleblüten |

Für beide Kräuterrezepte gilt die gleiche Anweisung: Einen Eßlöffel Kräuter in einer Tasse kochendheißem Wasser bis zu fünfzehn Minuten ziehen lassen. Täglich zwei bis drei Tassen dieses Tees trinken.

Zum Frühstück außerdem zwei bis drei Teelöffel Blütenpollen und täglich morgens, mittags und vor dem Schlafengehen je einen Teelöffel Honig mit Gelée royale im Mund zergehen lassen.

Da jeder Mensch anders auf Heilmittel reagiert, ist es sehr wichtig, gemeinsam mit dem Arzt eine genaue Abstimmung vorzunehmen.

## Wundbehandlung (Honig, Propolis)

Honig spielte schon immer bei der Wundbehandlung eine besonders wichtige Rolle. Mit ihm gemeinsam wird auch Propolis genannt. Schon HIPPOKRATES behandelte mit Honig sogar großflächige und tiefe Wunden. In Osteuropa ist die Wundbehandlung mit Honig heute noch durchwegs gebräuchlich. Auch bei verschmutzten und eiternden Wunden sind gute und rasche Heilergebnisse zu verzeichnen.

In vielen Wundsalben verwendet man eine Zusammensetzung von Honig und Lebertran im Verhältnis vier zu eins, dazu auf hundert Gramm Salbe drei Gramm Xeroform. Honig führt eine starke Durchblutung der verletzten Körperstelle herbei, so daß körpereigene Abwehrstoffe alle Krankheitserreger abtöten können. Auch die im Honig vorhandenen Inhibine (zu denen das hitzeempfindliche Ferment Glukoseoxidase zählt), die antibiotische Eigenschaften haben, töten Bakterien ab. Einen Tag später ist die Wunde sauber; Eiter und Verunreinigungen sind abgestoßen und kleben am Verbandsmaterial. Selbst Karbunkel und Furunkel wurden mit einem täglich gewechselten *Honigverband* geheilt. Trotz allem sollte man nicht versäumen, einen Arzt aufzusuchen, denn er kann besser beurteilen, ob eine Selbstbehandlung zu vertreten ist.

## Zwölffingerdarmgeschwür siehe Magen.

# VIERTER TEIL

## Ein gesundes und langes Leben

### Einssein mit der Natur

Vom Tag der Geburt bis zum Tod verläuft unser Leben in bezug auf unsere Gesundheit im wesentlichen in vier einander abwechselnde Phasen:

1. Der Mensch ist gesund.
2. Der Mensch fühlt sich nicht gesund, ist aber noch nicht krank.
3. Er ist leicht erkrankt.
4. Er ist schwer erkrankt.

Als Imker kann und darf ich nur die ersten beiden Punkte ansprechen, die letzten beiden gehören in die Hand des Arztes. Er befindet über eine Erkrankung und darüber, ob die in diesem Buch gegebenen Empfehlungen in die Therapie eingebaut werden können.

Der Wille, besser und gesünder zu leben, muß unser Leben verändern und neu gestalten.

Schon der berühmte deutsche Arzt CHRISTOPH WIL-HELM VON HUFELAND (1762 bis 1836) war der Überzeugung, daß der Mensch um so länger lebe, je mehr er die

Natur und ihren Gesetzen treu bleibe, und um so kürzer, je mehr er sich davon entferne. Der Mensch ist in das bewundernswerte Gefüge der Natur eingegliedert, aus der er kommt und aus der er sich nicht lösen kann, ohne sich in Gefahr zu begeben.

Die bewußte und gewollte Übereinstimmung mit einer natürlichen Umwelt, und ihre Gesetzmäßigkeit auch zu leben, ist die Vorbedingung für unser körperliches und seelisches Gleichgewicht. Ein Leben in Harmonie mit der Natur ist eine Quelle der Gesundheit und der Lebensfreude.

Ein Organismus, der im Gleichgewicht, in Harmonie mit seiner natürlichen Umwelt lebt, kann davon ausgehen, von dieser Umwelt auch nicht angegriffen zu werden. Nur körperliche und seelische Harmonie können gemeinsam die Kraft aufbringen, Krankheiten zu widerstehen.

Nur in einem gesunden Körper wohnt auch ein gesunder Geist. Daher ist es wichtiger, die organische Widerstandsfähigkeit zu stärken und so die Gesundheit zu bewahren, als sich erst daran zu erinnern, wenn man erkrankt und gezwungen ist, mit Hilfe manchmal starker und nicht ungefährlicher Mittel den früheren Zustand wiederherzustellen.

Davon abgesehen ist jede Krankheit, so harmlos sie auch sein mag, stets mit Unannehmlichkeiten verbunden – Schmerz, Erschöpfung, Arbeitsunfähigkeit, familiäre und soziale Probleme und vieles mehr. Einer der bedeutendsten Grundsätze, den man sich zu eigen machen sollte, ist deshalb:

*Vorbeugen ist besser als Heilen.*

## Vorbeugen ist besser als Heilen

Viele stellen um das fünfzigste Lebensjahr mit Erleichterung fest, daß sie immer seltener krank werden, als wären sie gegen Infektionen gefeit. So verlaufen zum Beispiel Erkältungskrankheiten jetzt in recht erträglicher Form, man fühlt sich nicht zur Bettruhe gezwungen. Aber das Empfinden, nicht richtig krank und auch nicht richtig gesund zu sein, sollte den Menschen in Alarmstimmung versetzen. Das Fehlen von Beschwerden und anderen Krankheitszeichen ist leider noch keine Garantie für eine stabile Gesundheit, es kann sogar der Übergang zu einem chronischen Leiden sein. Beim normalen Ausbruch einer Erkältungskrankheit mit Fieber und Entzündungen läßt der Körper keinen Zweifel daran, daß er sich zu wehren weiß. Er tut das sehr energisch und zwingt den Kranken, alle Anstrengungen einzustellen und Ruhe einzuhalten, um den Heilungsprozeß nicht zu stören. Bei Abwehrschwäche und chronischen Leiden lehnt sich der Körper nicht mehr auf, er duldet Krankheitserreger und nimmt hin, daß sich in ihm sozusagen Schutthalden bilden, wie Ablagerungen von Schlacke, Salzen, Kalk, entarteten Zellen, Wasseransammlungen und anderem mehr. Man sollte froh sein, wenn man bei einer Erkältung noch richtig *krank* werden kann, denn das zeigt, daß das Abwehrsystem noch intakt ist.

Vorbeugen bedeutet vor allem, das körpereigene Immunsystem zu stärken, das seine Aufgabe in zweifacher Hinsicht erfüllen muß. Aktivität und Reaktionsvermögen der Abwehrkräfte bilden die eine wesentliche Komponente, die andere ist ihr Wissen, ihre *Intelligenz*. Das

beste Immunsystem wird dann für den Organismus ge-
fährlich, wenn es nicht mehr zwischen einer eigenen
Körperzelle und einem Krankheitserreger unterscheiden
kann und auch nicht weiß, ob die eigene Zelle gesund
und somit schützenswert, oder ob sie krank ist und deshalb vernichtet werden muß. Sollten die vergeßlich gewordenen weißen Blutkörperchen die eigenen roten
Blutkörperchen angreifen, leidet der Betroffene an der
heimtückischen Leukämie. Zerstören sie Knorpel- und
Knochengewebe in den Gelenken, bedeutet dies eine
rheumatische Erkrankung. Dulden sie entartete körpereigene Zellen, weil sie deren Gefährlichkeit nicht mehr
erkennen, lassen sie unkontrolliert Zellen heranwachsen
und wuchern.

Wie und woher erfährt das Immunsystem, was fremd
und schädlich oder was gesund und eigen ist? Dieses
Geheimnis entdeckte die Wissenschaft erst vor einigen
Jahren. In unserem Körper besteht so etwas wie eine
Schule für das Abwehrsystem, die Thymusdrüse. Ohne
sie wäre unser Organismus ohne Widerstandskräfte und
jeder Infektion hilflos ausgeliefert. Ein Teil der weißen
Blutkörperchen muß diese Schule absolvieren. Dort lernen sie, was körpereigen oder körperfeindlich, was gesund oder krank ist.

Die Schulung der weißen Blutkörperchen dauert etwa
fünf Tage. Nach einer strengen Auswahl überlebt von
hundert weißen Blutkörperchen nur etwa ein Kandidat.
Dieser T-Lymphozyt, so heißt er jetzt, gelangt im Blut
zum Einsatz. Selbständig und ohne vom Blut transpor-
tiert zu werden, bewegt er sich durch den Körper. Stößt
er auf etwas, das es unschädlich zu machen gilt, verviel-
fältigt er sich durch Teilung bis zu der Zahl, die aus-

reicht, die Gefahr zu bannen. Jedes dieser Blutkörperchen, die durch Teilung neu entstanden sind, besitzt die gleichen Fähigkeiten wie das ursprüngliche. Eine erneute Schulung ist nicht mehr unbedingt nötig.

Nun kann im Lauf der Jahre ein Problem eintreten, denn die Thymusdrüse wird nach der Wachstumsphase des Menschen kleiner. Je öfter sich nun die Lymphozyten teilen müssen, desto größer ist die Gefahr, daß es bei überstürzten Zellteilungen zu einem Fehler kommt, und jeder Fehler wird sofort millionenfach weitergegeben. Nun kann nur eine neue Generation geschulter T-Lymphozyten den Körper vor Abwehrschäden und Fehlern schützen.

Bei den meisten Menschen ist die Thymusdrüse um das fünfzigste Lebensjahr so geschrumpft, daß sie ihre Schulungsarbeit nicht mehr umfassend zu erfüllen vermag. Das bedeutet, daß jede noch so kleine Krankheit ganz ausgeheilt werden muß, damit die Abwehrkräfte nicht durch ununterbrochenen Einsatz, durch übermäßigen Streß und Giftstoffe, wenn auch nur vorübergehend, lahmgelegt werden. Sonst können Krankheitserreger und Fehlbildungen Platz greifen, die die Abwehrkräfte vor unlösbare Aufgaben stellen. Ausreichender Schlaf ist genauso nötig wie ein streßfreies Wochenende und ein erholsamer Urlaub. Unter Fachleuten ist man sicher, daß alle chronischen Erkrankungen und auch Krebs eines gemeinsam haben: Sie können nur bei geschwächten und irritierten Abwehrkräften entstehen.

Fieber, der Ausdruck für den Kampf des Immunsystems gegen Krankheitserreger, sollte man nicht fürchten und gewaltsam herabdrücken, sondern den Körper vielmehr unterstützen, damit er leichter mit der Krankheit fertig wird. Hierbei kann man ihm wieder einen guten Dienst mit den Naturmitteln Bienenhonig, Blütenpollen und auch mit Propolis erweisen.

Der Mensch schafft sich eine zunehmend feindlicher werdende Umwelt. Nicht dank seiner Intelligenz, sondern dank der Anpassungsfähigkeit seines Körpers hat er bis jetzt überlebt. Ob Strahlungen, Giftstoffe oder Temperaturschwankungen, Leben heißt, sich unablässig auf Angriffe von außen einstellen. Dieses dauernde Anpassen an die Erfordernisse unserer Umwelt ist Streß. Ist unser Körper gezwungen, ständig in hektischem Tempo die immer gleichen Situationen zu meistern, gelangt er schnell an die Grenze, an der Muskeln, Drüsen und die Nerven ihre Leistung, die er von ihnen fordert, nicht mehr erbringen können, und gibt erschöpft auf.

Damit dies nicht geschieht, bedarf der Körper unserer Unterstützung. Indem wir bewußter und rücksichtsvoller mit ihm umgehen, seine Leistungen nicht als allzu selbstverständlich hinnehmen, sorgen wir dafür, daß er seine Fähigkeiten nicht frühzeitig einbüßt.

## Langes Leben und »ewige Jugend«

Die Frage der Langlebigkeit beschäftigte die Menschen aller Zeiten und Länder. Im Mittelalter verwendeten zahlreiche Alchimisten ihre ganze Energie auf die Suche nach dem Stein der Weisen, nach dem Elixier für die ewige Jugend.

In unserer Zeit betrachten viele die Selbstvergiftung des Organismus mit Darmgiften, die sich durch die Tätigkeit von Fäulnismikroben im Dickdarm des Men-

schen bilden, als Hauptursache des Alterns. Sie schrei-
ben dem Verzehr von milchsauren Produkten große
Bedeutung zu, denn diese tragen dazu bei, daß sich im
Dickdarm Mikroben ansiedeln, die die Fäulnisflora bekämpfen.

Es fehlt natürlich nicht an Anweisungen, wie ein
gesundes und langes Leben zu erreichen sei. Einige
Grundregeln für die Gesunderhaltung seien hier weitergegeben:

1. Essen Sie nur naturbelassene Lebensmittel.
2. Überlasten Sie nie den Magen, sondern bewahren Sie
   Mäßigkeit beim Essen und Trinken.
3. Bewegen Sie sich täglich mindestens zwei Stunden
   lang in frischer Luft.
4. Sorgen Sie für genügend Schlaf, stehen Sie früh auf
   und gehen Sie früh schlafen.
5. Seien Sie immer fröhlich und innerlich ausgeglichen –
   das ist die beste Medizin, um gesund zu bleiben und
   ein langes Leben zu erreichen.

Auf die wichtige Rolle der Ernährung für die Gesundheit wies ich schon mehrfach hin. Sie ist es auch, die zu
einem langen Leben mit beitragen kann, daher seien einige Grundgedanken nochmals erörtert.

Ein altes Sprichwort lautet: »Wenn es am besten
schmeckt, soll man aufhören.« In den vergangenen Jahren hat der Lebensmittelverbrauch der Privathaushalte
stets zugenommen. In gleicher Weise, und für den Er-
nährungsfachmann nicht überraschend, stieg auch die
Zahl derer an, die unter den sogenannten *Wohlstands-
krankheiten* leiden. Nach neuesten Erhebungen ist die
durchschnittliche Lebenserwartung als Folge davon be-

reits wieder abgesunken. Es stellt sich die Frage, welche Ernährungs- oder Eßgewohnheiten für das Abnehmen der Lebenserwartung verantwortlich sind. Einen nicht unwesentlichen Anteil daran besitzt wohl – neben allgemeiner Überernährung – sehr eiweißreiche Kost, etwa der häufige Verzehr von Fleisch. Denn ein Zuviel an Eiweiß verdickt das Blut, durch die herabgesetzte Fließfähigkeit leidet das Gewebe an Sauerstoffmangel, und es entsteht so die gefährliche Übersäuerung. Damit es nicht zu einer frühen dramatischen Entwicklung kommt, lagert der Körper die überschüssigen Eiweiße als Notmaßnahme in den Gefäßwänden ab. So ist die akute Gefahr zunächst ausgeschaltet, aber langfristig die zweite Katastrophe vorprogrammiert. Es kommt zu weiteren Ablagerungen, zur Verdickung der Gefäßwände sowie zur Mangelernährung der Organe und schließlich zu Erkrankungen, wie Herzinfarkt, Gehirnschlag, Rheuma, Gicht, Asthma und anderen. Hier ist eine sofortige Umstellung der Ernährungsgewohnheiten angezeigt. Schon eine Fastenkur von drei eiweißfreien Tagen kann das Risiko erheblich mindern.

Immer mehr Menschen erreichen das hohe Alter von über achtzig Jahren, doch der moderne Mensch ist deshalb nicht gesünder geworden. Jeder wünscht sich, möglichst lange jung, vital und leistungsfähig zu bleiben. Man will in den verlängerten Lebensjahren auch im Vollbesitz seiner Kräfte bleiben. Es gelingt auch vielfach, mit fünfzig Jahren so auszusehen, als wäre man erst vierzig. Typische Anzeichen des Alters machen sich aber wesentlich früher bemerkbar, und zwar durch Abwehrschwäche mit all den Folgeerkrankungen. Ohne Zweifel hängt dieses vorzeitige Altern mit falscher Er-

nährung, einem gehetzten, spannungsreichen Leben und
einer Reihe anderer Verhaltensfehler zusammen. Was
uns heute alt macht, sind nahezu ausnahmslos Wohl-
standsleiden, sogenannte *Zivilisationskrankheiten.*

Leistung, Anstrengung, Vergnügen und Genuß sind
keine lebensverkürzenden Faktoren, das Leben braucht
auch den Reiz. Wenn sich ein Muskel nicht mehr an-
strengen muß, verkümmert er. Das gleiche gilt für die
Organe und deren Funktionen. Krank und alt machen
erst die Überforderung, die ständige Erschöpfung, der
Mangel an Ausgleich und Erholung, fehlende Freude,
nervliche Zerrüttung und nicht ausgeheilte Erkrankungen. Viele solcher Narben aneinandergereiht, belasten
den Organismus, so daß er bald nicht mehr in der Lage
ist, unbehindert zu funktionieren. Die Funktionsfehler
im Körper nehmen zu, die Abwehr- und Entgiftungs-
kräfte erlahmen und das Versorgungs- und Entgiftungs-
system bricht zusammen.

Mancher Alterungsprozeß ließe sich aufhalten oder
verlangsamen, wären unsere Nahrungsmittel noch heil-
sam.

Man untersuchte hundertjährige Menschen und stellte
fest, daß sie über erstaunlich elastische Blutgefäße und
einen relativ niedrigen Blutdruck verfügten. Alle ernähr-
ten sich abwechslungsreich, sparsam und mit leichten
Speisen, rauchten nicht und tranken nur gelegentlich ein
Glas Wein. Zum Ernährungsplan der meisten gehörten
Knoblauch, Honig, frisches Obst, Salate und Vollkornbrot, also vitamin- und enzymreiche Nahrung. Die Verdauungsarbeit fällt dem Körper um so leichter, je ge-
haltvoller die Nahrung ist, die er bekommt. Das heißt,
sie muß jene Stoffe und Bausteine beinhalten, die den

Organen helfen, das Angebot zu sortieren, zu zerlegen, umzuwandeln und aufzunehmen. Alle denaturierten, verkochten oder sterilisierten Nahrungsmittel sind so gesehen leer. Die meisten Enzyme sind jedoch wichtige Katalysatoren, ohne die kein biologisch-chemischer Prozeß ablaufen kann.

Wer seinem Körper helfen will, jugendlich und aktiv zu bleiben, muß nicht unbedingt zum Rohköstler werden, aber er sollte täglich etwas in bezug auf die Wirkstoffe Lebendiges und Naturbelassenes zu sich nehmen. – Vereinfacht besteht der Unterschied zwischen roher und gekochter Nahrung darin, daß die eine lebt und die andere tot ist. – Daß Vitamine und Enzyme (die ja auch in den Bienenprodukten enthalten sind) durch Hitze zerstört werden, habe ich bereit erwähnt.

Ein Experiment in einem zoologischen Garten verdeutlicht den Unterschied. Ein Teil der Tiere erhielt Fleisch, Früchte und sonstiges nicht mehr roh, sondern gekocht. Zunächst geschah nichts, sie entwickelten sich wie alle anderen Tiere. Doch bald zeigten sich die Nachteile dieser Ernährung. Die mit gekochtem Futter versorgten Tiere bekamen dieselben Leiden, dieselben Zivilisationskrankheiten wie der Mensch, und die Lebenserwartung der Tiere sank deutlich unter die Norm.

Ein weiterer wichtiger Faktor für ein gesundes und erfülltes Leben ist die – bereits kurz angesprochene – Freude. Die These, daß die Freude zu den hilfreichsten Heilmitteln zählt, hat auch PARACELSUS in seinen Schriften erläutert. Sie kann zwar das Altern nicht verhindern, hält aber innerlich jung und beweglich. Kommt noch die Gelassenheit dazu, seine Kraftreserven mäßig zu gebrauchen, gewinnt man an freude- und friedvollen

Empfindungen. Es gilt als Erfahrungstatsache, daß die normalen Alterserscheinungen durch natürliche Maßnahmen, unter anderem richtige Ernährung und eine positive innere Einstellung zum Leben, um Jahre hinausgeschoben werden können.

Die Wirkstoffe im Bütenpollen und im Gelée royale vermögen eine Art Euphorie auszulösen. Euphorie ist ebenfalls Freude und somit ein Heilmittel. Bienenprodukte leisten also auch hier einen Beitrag.

Manch rätselhaftes Wechselspiel zwischen unserer Seele und unserem Nervensystem versetzt uns immer wieder in Erstaunen. Für unsere Gesundheit ist vor allem das sympathische Nervensystem wichtig. Freude kann den Sympathikus dahingehend beeinflussen, Verkrampfungen zu lösen, Stauungen in Organen (zum Beispiel Leber, Nieren, Bauchspeicheldrüse) zu beseitigen und die Funktion von Herz und Kreislauf günstig zu beeinflussen.

# Schlußwort

Wie sind nun die Bienenerzeugnisse einzustufen? Dienen sie doch einerseits als hochwertige Nahrungsmittel, andererseits entfalten sie Heilwerte, die über diese Funktion weit hinausreichen. Vielleicht sollte man sie, wie auch die Heilpflanzen, in einem Bereich zwischen Nahrungs- und Heilmitteln sehen, der ihre Sonderstellung hervorhebt.

In vielen Ländern befassen sich Forscher damit, hinter die letzten Geheimnisse der Bienenprodukte zu kommen. Die meisten Erfahrungen mit Bienenerzeugnissen sammelte man in Rumänien und in der UdSSR. In Rumänien, Jugoslawien, Ungarn und weiteren Ostblockstaaten verschreibt man bereits Produkte aus dem Bienenvolk, und diese Mittel werden von den Krankenkassen anerkannt. Vielleicht ließe sich auch bei uns an solche Maßnahmen denken, mit denen man nicht zuletzt einen Beitrag zur Kostendämpfung im Gesundheitswesen leisten könnte.

Der Vorteil der Bienenmittel besteht ja darin, daß man sie nicht erst chemisch herstellen muß. Die Natur stellt sie schon her, die Biene hat sie teils gesammelt, teils in ihrem Körper gebildet. Bienenprodukte braucht man nur je nach Anwendungsbereich aufzubereiten und gezielt einzusetzen. Sie sind nicht körperfremd und nicht körperfeindlich und von der Leber ohne Probleme abbaubar.

Ich hoffe, daß ich Ihnen mit diesem Buch einen kleinen Einblick in die natürlichen Vorgänge des Körpers, in den Zusammenhang mit den Heilwirkungen von Pflanzen und vor allem von Erzeugnissen des Bienenvolkes geben konnte. Vieles wäre noch zu erläutern, doch sollten hier nur Anregungen gegeben und Verbindungen aufgezeigt werden, damit solche Zusammenhänge erkennbar sind, die ansonsten leicht übersehen werden.

Keineswegs aber ist es Absicht dieses Buches, eine Anleitung zur Selbstdiagnose und Selbstbehandlung bei Krankheiten darzustellen, die in die Hand des Arztes gehören. Es wäre jedoch zu hoffen, daß die Honigbiene mit ihren Erzeugnissen zu einer echten Gehilfin für die Ärzte bei ihrer medizinischen und prophylaktischen Tätigkeit wird. Denn zum Köstlichsten und Heilsamsten, das der Mensch entdeckte, gehört das, was ihm das um Jahrmillionen ältere Volk der Bienen bietet. Die Erzeugnisse der Bienen bedeuten nicht nur eine willkommene Abwechslung in der Ernährung, sondern, wie er schon früh bemerkte, ebenfalls ein großes Stück Gesundheit.

# Literaturverzeichnis

Für die Recherchen zu diesem Buch zum Teil herangezogene Forschungsliteratur sowie Empfehlungen zur weiterführenden Lektüre:

AAGAARD, K. LUND: Der Naturstoff Propolis. Mentor, Hilleroed 1974.

ALLGEIER, KURT: Paracelsus. Sein Genie, seine Weisheit, seine Rezepte. Heyne, München 1984.

ASCHNER, BERNHARD: Behandlung des Gelenkrheumatismus. Hippokrates, Stuttgart 1949.

BINDER, WALTER: Kittharz – die antibiotische Alternative. In: Naturheilpraxis 5/1979.

CHAUVIN, RENE: Traité de biologie de l'abeille. 5 vol. Masson, Paris 1968.

CRANE, EVA: Honey. A comprehensive survey. Heinemann, London 1975.

DÖRING, HARALD: Die Welt der Biene. Kindler, München 1956.

DONADIEU, YVES: Die Propolis. Natürliche Heilbehandlung. 2. Aufl. Maloine, Paris 1982.

FEIKS, FRANZ KLEMENS: Application locale d'extrait de propolis dans le traitment du zona. Apitherapie-Symposion, Portoroz 1978.

–: Über eine neue Möglichkeit der konservativen Therapie der Ulcuskrankheit. Klosterneuburg o. J.

FRISCH, KARL VON: Aus dem Leben der Bienen. Springer, Wien 1948.

GRAMS, HARRY: Lebendige Welt. Westermann, Braunschweig o. J.

HANSSEN, MAURICE: The Healing Power of Pollen. Thorsons, Wellingborough 1979.

HERGET, HORST F., UND SCHIMMEL, HELMUT W.: Die besseren Pillen. Gesundheit durch natürliche Medikamente und Heilmethoden. Mosaik, München o. J.

HEROLD, EDMUND: Heilwerte aus dem Bienenvolk. 7. Aufl., Ehrenwirth, München 1982.

–: Neue Imkerschule. Theoretisches und praktisches Grundwissen. 6. Aufl., Ehrenwirth, München 1984.

HILL, RAY: Propolis, the natural antibiotic. Thorsons, Wellingborough 1977.

ISSELS, JOSEPH: Grundlagen und Richtlinien für eine interne Krebstherapie. Hippokrates, Stuttgart 1953.

JOYRISCH, NAUM P.: Die Welt der Biene. Econ, Düsseldorf 1978.

KNEIPP, SEBASTIAN: Meine Wasserkur. Wörishofen 1886.

LERNER, FRANZ: Aber die Biene nur findet die Süßigkeit. Econ, Düsseldorf 1963.

ROHWEDDER, DIRK, und HAVSTEEN, BENT H.: Propolis. Der Stoff aus dem Gesundheit ist. Ein Wirkstoff der Natur. BTV, Berlin 1987.

RÜCKERT, ULRICH: Vitamine und Mineralstoffe. Die Bausteine für Ihre Gesundheit. 3. Aufl., Ariston, Kreuzlingen/München 1991.

–: Dr. Schüßlers Hausapotheke. München 1985.

–: Das KNEIPP-Gesundheitsbuch von heute. Vorbeugen und heilen. Ariston, Kreuzlingen/München 1994.

SCHELLER, STANISLAW: In-vitro-Untersuchungen der Empfindlichkeit von Candida auf Propolis. Polen 1980.

SENGER, GERTI: Rezepte aus dem Heilkräutergarten. Gesundheit aus der Natur. Ariston, Kreuzlingen/München 1987.

STANLEY, R. G., und LINSKENS, H. F.: Pollen. Springer, Berlin 1974.

UCCUSIC, PAUL: Doktor Biene. Bienenprodukte – ihre Heilkraft und Anwendung in der Heilkunst. 6. Aufl., Ariston, Kreuzlingen/München 1990.

WILLFORT, RICHARD: Gesundheit durch Heilkräuter. 17. Aufl., Tauner, Linz o. J.

ZANDER, ENOCH: Der Honig – Herkunft, Gewinnung, Eigenschaften und Untersuchung des Honigs. 2. Aufl., Ulmer, Stuttgart 1984.

–, und BÖTTCHER, FRIEDRICH K.: Haltung und Zucht der Biene. 11. Aufl., Ulmer, Stuttgart 1982.

# Bezugsadressen

Die in diesem Buch erwähnten und empfohlenen Bienenprodukte und daraus hergestellten Heilmittel können Sie über den Fachhandel beziehen: überall dort, wo es naturreinen Imkerhonig gibt sowie in Reformhäusern, Apotheken und Drogerien.

Sollten Sie dennoch Schwierigkeiten haben, das Gewünschte zu erhalten, können Sie sich an die nachfolgenden Lieferanten wenden.

*Bundesrepublik*
*Deutschland:*

Imkerei Gottlieb Ebel
Hohlweg 8
37217 Witzenhausen
OT Ellingerode

Albert Johann Meyer
GmbH & Co. KG
Slevogtstraße 50–58
28209 Bremen

Elefanten-Apotheke
Lohbrügger Landstraße 2–4
21031 Hamburg

Honig Müngersdorf GmbH
An St. Agatha 37
50667 Köln
und:
92266 Leidersdorf
Post Ensdorf/Oberpfalz

Erwin Hagen
Postfach 251
83395 Freilassing

Bergland-Pharma
Naturheilmittel
Am Ziegeltörle 14
87700 Memmingen

Internationale Apotheke
Dr. B. Müller
Königstraße 70
70173 Stuttgart

M. Dahmen – Naturheilmittel
74582 Amlishagen

B. Dürdoth – Bienenprodukte
Postfach 1265
79400 Kandern

Imkerei Eva-Maria Geugelin
Bötzinger Straße 11
79111 Freiburg

*Österreich:*

Samson Ges. m. b. H.
Wolfgang-Schmälzl-Gasse 6
1020 Wien

Biofit
Fadinger Straße 9
5020 Salzburg

Jauntal-Apotheke,
Mag. Klaus Bauer
Kirchplatz 6
9141 Eberndorf

*Schweiz:*

Apisana AG
Postfach 176
9008 St. Gallen

# Stichwortverzeichnis

*Kursiv* gesetzte Ziffern verweisen auf Seitenzahlen, unter denen Sie ausführlichere Artikel zur Behandlung der genannten Krankheiten finden

# FÜR GESUNDHEIT UND VITALITÄT

### TOPFIT AN KÖRPER, GEIST UND SEELE
### DAS HANDBUCH GANZHEITLICHEN WOHLBEFINDENS
*Von Christian H. Godefroy*

Dieses praktische Arbeitsbuch weist den Weg zu ganzheitlicher Gesundheit, wie sie die Weltgesundheitsorganisation definiert und fordert: als Zustand völligen körperlichen, seelischen und sozialen Wohlbefindens. Immer mehr Ärzte vertreten heute die Ansicht, daß ohne die Mithilfe der Patienten »nichts geht« und daß der Patient selbst sein bester Arzt ist. Mit Hilfe mentaler Techniken, die auch Ihr Gefühlsleben harmonisieren, können Sie die Abwehr- und Heilkräfte des Körpers mobilisieren und gezielt einsetzen. 312 Seiten, geb., ISBN 3-7205-1707-1.

### ALARMSIGNALE DER SEELE
### KRANKHEIT ALS LEBENSHILFE
*Von Dr. Alfred Bierach*

Der erfahrene Psychotherapeut demonstriert in diesem Buch die ganze Bandbreite der psychosomatischen Erkrankungen: von der »eingebildeten« Kranken, die fettsüchtig ist, und dem asthmatischen Manager bis zur magersüchtigen Jugendlichen und dem Mann, der die Erschütterungen der Midlife-crisis mitmacht. Sie erfahren, wie seelische Probleme, innere Konflikte und gekränkte Gefühle sich über erkrankte Organe, Muskeln, Glieder Ausdruck verschaffen und wie Sie dem vorbeugen können. 220 Seiten, geb., ISBN 3-7205-1703-9.

### DAS TAO DER SEXUALITÄT
### VON DER TIEFEREN WEISHEIT DES LIEBENS
*Von Dr. med. Stephen T. Chang*

Das Tao als Weg zur Lebensganzheit ist eine unerschöpfliche Quelle der Freude, Gesundheit und Ausgeglichenheit. Ein erfülltes Geschlechtsleben bildet die Grundlagen für Glück, Gesundheit und Langlebigkeit, und der Akt des Liebens wirkt sich heilend aus. In diesem leichtverständlichen Buch zeigt Ihnen der Autor, der Medizin und Philosophie in China und in den USA studiert hat, wie Sie Ihr sexuelles Erleben zu optimieren und zu beglückendem Liebesleben auszuweiten vermögen. 252 Seiten, 88 Abb., ISBN 3-7205-1701-2.

Diese faszinierenden Bücher erhalten Sie in jeder Buchhandlung. Ein umfangreiches, farbiges Bücher-Magazin mit Informationen zu sämtlichen Büchern unseres auf Medizin, angewandte Psychologie und Esoterik spezialisierten Verlags können Sie gratis bei uns anfordern

# ARISTON VERLAG · KREUZLINGEN/MÜNCHEN

CH-8280 KREUZLINGEN · HAUPTSTRASSE 14 · TEL. +41 71 672 72 18 · FAX +41 71 672 72 19
D-81379 MÜNCHEN · BOSCHETSRIEDER STRASSE 12 · TEL. +49 89 724 10 34 · FAX +49 89 724 17 18

# FÜR GESUNDHEIT UND SCHÖNHEIT

## DER GESUNDHEIT AUF DER SPUR
### DIE MIKRO-NÄHRSTOFFE DER ORTHOMOLEKULARMEDIZIN
*Von Dr. med. Michael Wiedemann*

Es sind rund 80 körpereigene Substanzen, mit denen die neue Medizin arbeitet: Vitamine, Mineralstoffe, Spurenelemente, Amino- und Fettsäuren. Sie zeitigen keine Nebenwirkungen. Entscheidend ist das Gleichgewicht dieser Stoffe im Körper, die üblicherweise durch richtige Ernährung zugeführt werden. Fehlen wichtige Nährstoffe, sind Beigaben notwendig. Dieses vom Wegbereiter der Orthomolekularmedizin, dem zweifachen Nobelpreisträger Prof. Linus Pauling, eingeleitete Buch gibt Ihnen Auskunft, was Sie als Gesunder zur Krankheitsvorbeugung tun müssen und was ein orthomolekular behandelnder Arzt für einen Kranken tun kann. Die Orthomolekularmedizin beseitigt die Ursachen und nicht nur die Krankheitssymptome. 224 Seiten, geb., ISBN 3-7205-1543-5.

## DENKEN SIE SICH SCHLANK!
### DIÄTFREI ABNEHMEN IN 21 TAGEN
*Von Elsye Birkinshaw*

Die revolutionäre Mentaldiät der bekannten amerikanischen Psychologin beruht auf einem systematisch angelegten geistigen 21-Tage-Programm, das sich in ihrer Praxis und auch in Gruppenseminaren der University of California vielfach bewährt hat. Wirksame Imaginationstechniken vermitteln Ihnen ein neues Selbstbild und verändern ganz zwanglos Ihr Eßverhalten. Nur geistig abgestützt können Sie Ihre Gewichtsprobleme für immer loswerden. 224 Seiten, geb., ISBN 3-7205-1531-1.

Zu diesem Buch gibt es auch ein inzwischen vielfach bewährtes Praxis-Kassettenprogramm »Denken Sie sich schlank!«: 2 Audio-Suggestionskassetten in Box, Spieldauer 1 Stunde 40 Minuten, ISBN 3-7205-1675-X.

## ÜBERLISTEN SIE DIE ZAHL IHRER JAHRE!
### JUGEND AUS DER APOTHEKE UND ANDEREN QUELLEN DER GESUNDHEIT
*Von Dr. med. Margarete Raida*

Es gibt eine Fülle von pflanzlichen, homöopathischen und chemischen Substanzen, altbewährten Hausmitteln und neuentwickelten Regenerationstherapeutika, die wahre Wunder wirken. Die klinikerfahrene Ärztin berät Sie zuverlässig und erläutert bewährte und auch neueste Verjüngungsmethoden und Regenerationskuren, die dazu beitragen, auf natürlichem Wege die Vitalkraft und Lebensqualität wiederherzustellen, zu erhalten und zu steigern. 192 Seiten, geb., ISBN 3-7205-1569-9.

Diese faszinierenden Bücher erhalten Sie in jeder Buchhandlung. Ein umfangreiches, farbiges Bücher-Magazin mit Informationen zu sämtlichen Büchern unseres auf Medizin, angewandte Psychologie und Esoterik spezialisierten Verlags können Sie gratis bei uns anfordern

# ARISTON VERLAG · KREUZLINGEN/MÜNCHEN

CH-8280 KREUZLINGEN · HAUPTSTRASSE 14   TEL. +41 71 672 72 18   FAX +41 71 672 72 19
D-81379 MÜNCHEN · BOSCHETSRIEDER STRASSE 12   TEL. +49 89 724 10 34   FAX +49 89 724 17 18

# Die musikalische Hausapotheke
## Das erfolgreiche Sachbuch als Hörerlebnis – rezeptfrei!

Mit dem Sachbuch »Die musikalische Hausapotheke« hat der Berliner Musikwissenschaftler und Vollblutmusiker Prof. Dr. Christoph Rueger ein neuartiges Vademekum als Arznei für Leib und Seele geschaffen. Aufgrund des großen Erfolges seines Buches – es liegt vier Jahre nach Erscheinen in der 9. Auflage vor – wurde in der Reihe *Philips Classics* eine Compact-Disc-Ausgabe seiner Musikempfehlungen hergestellt. Sie können anhand von CDs die vom Autor empfohlenen musikalischen Kostbarkeiten genießen. Es sind Aufnahmen erstrangiger Orchester mit bekannten Dirigenten und herausragenden Solisten. Diese Hausapotheke zeitigt in allen schwierigen Lebenslagen eine wunderbare Heilwirkung und beschert Ihnen Freude, Heiterkeit, Ausgeglichenheit.

---

»Die musikalische Hausapotheke«, Vol. 1–5 im Schuber, Spieldauer 6½ Stunden, ISBN 3-7205-1721-7.

| Vol. 1 Aufstehen – Tagesbeginn | Vol. 2 Einsamkeit |
|---|---|
| Vivaldi: Der Frühling | Brahms: Tragische Ouvertüre |
| Schubert: Ständchen Horch, horch . . . | Franck: Symphonie d-moll, Allegretto |
| Grieg: Morgenstimmung | Schubert: Wanderer-Fantasie, Adagio |
| Mussorgsky: Morgendämmerung an der Moskwa, Vorspiel | Tschaikowsky: Nur wer die Sehnsucht kennt |
| Ravel: Lever du jour | Strawinsky: Der Kuß der Fee |
| R. Strauss: Auf der Campagna u. a. | R. Strauss: Also sprach Zarathustra u. a. |

| Vol. 3 Entspannung – Besinnung – Meditation | Vol. 4 Erinnerung – Nostalgie |
|---|---|
| Bach: Konz. für Cembalo und Streicher, Adagio | Brahms: Symphonie Nr. 4, Andante |
| Mozart: Klarinettenquintett, Larghetto | Debussy: Préludes, Nr. 1 und 10 |
| Beethoven: Klavierkonz. Nr. 4, Andante | Ravel: Pavane pour une infante défunte |
| Chopin: Nocturne Nr. 17 | Mussorgsky: Bilder einer Ausstellung, Das alte Schloß |
| Grieg: Holberg-Suite, 4. Air | Strawinsky: Der Feuervogel, Berceuse |
| Rachmaninoff: Vocalise | Chopin: Abschiedswalzer |
| Barber: Adagio für Streicher u. a. | Grieg: Solveigs Wiegenlied u. a. |

| Vol. 5 Hoffnung – Glaube |
|---|
| Bach: Weihnachts-Oratorium, Kantate Nr. VI |
| Beethoven: Missa solemnis, Agnus Dei |
| Wagner: Parsifal, Karfreitagszauber |
| Bruckner: Te Deum, In te, Domine, speravi |
| R. Strauss: Morgen! op. 27 |
| Schumann: Frühlings-Symphonie, Allegro u. a. |

# Die Fortsetzung eines Bucherfolges

## Die Serie der Compakt-Discs zum umfassenden Hörerlebnis erweitert!

Der große Erfolg des Sachbuches »Die musikalische Hausapotheke« hat auch auf die in der Reihe *Philips Classics* veröffentlichten CDs übergeschlagen. Binnen einem Jahr sind über 30.000 CDs verkauft worden. Daher hat Prof. Dr. Christoph Rueger die Serie seiner musikalischen Kostbarkeiten um weitere fünf Kapitel des Buches bereichert. Auch hier handelt es sich um beste Musikaufnahmen, die am Markt zu haben sind.

»Die musikalische Hausapotheke«, Vol. 6–10 im Schuber, Spieldauer 6½ Stunden, ISBN 3-7205-1723-3.

| Vol. 6 Liebeskummer und Ent-Täuschung | Vol. 7 Absturz – Sammlung – Aufschwung |
|---|---|
| Mahler: Sinfonie Nr. 5, Adagietto | Beethoven: Sonate Nr. 32 c-moll op. 111, Maestoso |
| Schubert: Aus der Winterreise D. 911, Gute Nacht | Respighi: Antike Tänze und Arien, Siciliana |
| Wagner: Tristan und Isolde, Isoldes Liebestod | Chopin: Etude op. 25,11, »Sturm-Etüde« |
| Liszt: Années de pèlerinage, Sonetto 104 | Rachmaninow: Klavierkonzert Nr. 2, Moderato |
| Fauré: Pelléas et Mélisande, Prélude | Schumann: Fantasiestücke op. 12, Aufschwung |
| Mascagni: Cavalleria rusticana, Intermezzo sinf. u. a. | Gershwin: Klavierkonzert F-dur, Allegro ag. u. a. |

| Vol. 8 Verliebtsein – Verliebtbleiben | Vol. 9 Einschlafhilfen – gute Träume |
|---|---|
| Beethoven: Violinromanze Nr. 2, F-dur | Bach: Orchestersuite Nr. 3, D-dur, 3. Air |
| Berlioz: Symphonie fantastique op. 14, Un bal | Schubert: Impromptu Ges-dur op. 90, Nr. 3 |
| Wagner: Fünf Gedichte M. Weśendoncks, Der Engel | Ravel: Rhapsodie espagnole, Prélude à la nuit |
| Strauss: Drei Orchesterlieder | Debussy: Suite bergamasque, Claire de lune |
| Prokofjew: Romeo und Julia, Liebestanz | Schumann: Mondnacht: Es war, als hätt' der Himmel ... |
| Ravel: Daphnis et Chloé, Pantomime u. a. | Chopin: Nocturne Des-dur op. 27,2 u. a. |

| Vol. 10 Reifen durch Krankheit |
|---|
| Tschaikowski: Sinfonie Nr. 5, Andante cantabile |
| Smetana: Streichquartett e-moll, Vivace |
| Mozart, Klavierkonzert G-dur, Andante |
| Gounod: O divine Redeemer (Repentir) |
| Wolf: Gebet (Mörike) |
| Fauré: Requiem, In paradisum u. a. |

Diese faszinierenden Bücher erhalten Sie in jeder Buchhandlung. Ein umfangreiches, farbiges Bücher-Magazin mit Informationen zu sämtlichen Büchern unseres auf Medizin, angewandte Psychologie und Esoterik spezialisierten Verlags können Sie gratis bei uns anfordern

# ARISTON VERLAG · KREUZLINGEN/MÜNCHEN

CH-8280 KREUZLINGEN · HAUPTSTRASSE 14 · TEL. +41 71 672 72 18 · FAX +41 71 672 72 19
D-81379 MÜNCHEN · BOSCHETSRIEDER STRASSE 12 · TEL. +49 89 724 10 34 · FAX +49 89 724 17 18